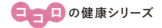

ココロの健康シリーズ

これだけは知っておきたい
双極性障害

躁・うつに早めに気づき
再発を防ぐ！

理化学研究所脳神経科学研究センター
精神疾患動態研究チーム
チームリーダー
加藤忠史 監修

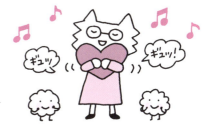

本書内容に関するお問い合わせについて

このたびは翔泳社の書籍をお買い上げいただき、誠にありがとうございます。弊社では、読者の皆様からのお問い合わせに適切に対応させていただくため、以下のガイドラインへのご協力をお願い致しております。下記項目をお読みいただき、手順に従ってお問い合わせください。

●ご質問される前に

弊社Webサイトの「正誤表」をご参照ください。これまでに判明した正誤や追加情報を掲載しています。

正誤表　　　　https://www.shoeisha.co.jp/book/errata/

●ご質問方法

弊社Webサイトの「刊行物Q&A」をご利用ください。

刊行物Q&A　　https://www.shoeisha.co.jp/book/qa/

インターネットをご利用でない場合は、FAXまたは郵便にて、下記 "翔泳社 愛読者サービスセンター" までお問い合わせください。
電話でのご質問は、お受けしておりません。

●回答について

回答は、ご質問いただいた手段によってご返事申し上げます。ご質問の内容によっては、回答に数日ないしはそれ以上の期間を要する場合があります。

●ご質問に際してのご注意

本書の対象を越えるもの、記述個所を特定されないもの、また読者固有の環境に起因するご質問等にはお答えできませんので、あらかじめご了承ください。

●郵便物送付先およびFAX番号

送付先住所　　〒160-0006　東京都新宿区舟町5
FAX番号　　　03-5362-3818
宛先　　　　　（株）翔泳社 愛読者サービスセンター

●免責事項

※本書の内容は、2018年8月現在の法令等に基づいて記載しています。
※本書に記載されたURL等は予告なく変更される場合があります。
※本書の出版にあたっては正確な記述につとめましたが、著者や出版社などのいずれも、本書の内容に対してなんらかの保証をするものではなく、内容やサンプルに基づくいかなる運用結果に関してもいっさいの責任を負いません。
※本書に記載されている会社名、製品名はそれぞれ各社の商標および登録商標です。

はじめに

　私が研修医になった30年前、双極性障害はまだ「躁うつ病」と呼ばれていました。当時は、診断も医師によってばらばらで、躁になったら抗躁薬、うつになったら抗うつ薬といった場当たり的な治療が行われ、予防療法が十分に行われないまま、漫然と抗うつ薬を続けて不安定になってしまっている患者さんも少なくありませんでした。北 杜夫さんの『どくとるマンボウ』シリーズのほかには、世間に躁うつ病の情報はほとんどありませんでした。

　それがどうでしょう。今では双極性障害という病名のほうが普通です。躁とうつのくり返しで社会生活にダメージを与えてしまうことを防ぐため、薬物療法と心理・社会的療法という車の両輪による再発予防が大切だという考えも浸透しました。リチウム、カルバマゼピン、定型抗精神病薬ぐらいしかなかった治療も、ラモトリギン、バルプロ酸、クエチアピン、オランザピン、アリピプラゾールなど、選択肢が増え、はるかに予防しやすくなりました。

　適切な診断・治療に至るまでに要する期間も、短縮してきた印象があります。

　当初、私がホームページを始めたときは、インターネット上にほとんど情報はありませんでしたが、今では、学会、製薬会社、厚生労働省、当事者などによる、さまざまな情報にアクセスすることができ、むしろ情報があふれているといってもよいぐらいです。

　しかし、こんな時代だからこそ、必要な情報をコンパクトにわかりやすくまとめた書籍に意義があるともいえるでしょう。

　本書が、双極性障害に罹患した方やご家族が、病気に翻弄されない人生を送るための道標となることを願っています。

2018年8月
理化学研究所脳神経科学研究センター
精神疾患動態研究チーム チームリーダー
加藤 忠史

CONTENTS

はじめに……003

本書を読む前に……008

PART 1 「躁」と「うつ」の両極端の状態をくり返す病気です

1 双極性障害はどんな病気?……010

2 双極性障害には2つの種類があります……012

3 双極性障害は「双極症」に病名がかわります……014

4 双極性障害はどのような形で始まるのでしょう……016

5 躁状態ではこんな症状が表れます……018

6 躁状態では気分が高揚し、万能感に満ちあふれます……020

7 「軽躁状態」と呼ばれる状態もあります……022

8 うつ状態ではこんな症状が表れます……024

9 うつ状態では、嫌な気分が永遠に続く気がします……026

10 うつ状態は、躁状態より、はるかに長く続きます……028

11 躁とうつの状態が混じって出現する「混合状態」……030

12 病気のここが知りたいQ&A……032

COLUMN1 躁とうつが急速に交代する「急速交代型」……034

PART 2 本人は「うつ」がつらく、家族は「躁」がつらいのです

1 ケース紹介　双極Ⅰ型　Aさん（33歳・男性）の場合……036

2 ケース紹介　双極Ⅰ型　Bさん（22歳・女性）の場合……038

3 ケース紹介　双極Ⅰ型　Cさん（43歳・男性）の場合……040

4 ケース紹介　双極Ⅱ型　Dさん（36歳・女性）の場合……042

5　躁状態では家族が激しいストレスを感じます……044

6　躁状態の行動で社会的な信用を失うことがあります……046

7　本人と家族は「うつ」と「躁」の受け止め方が違います……048

8　「躁」と「うつ」のここが知りたいQ＆A……050

COLUMN2 再発を防いで自分の人生を取り戻しましょう！……052

PART 3 最初から双極性障害と診断されないことが多いものです

1　多くの場合、最初はうつ病と診断されます……054

2　うつ病が治らない人は、双極性障害かもしれません……056

3　双極性障害とうつ病とでは治療目標も内容も違います……058

4　双極Ⅱ型と診断される人が多いわけ……060

5　うつ病以外に双極性障害と間違われやすい病気……062

6　双極性障害と一緒に起こりやすい病気……064

7　双極性障害を専門に診るのは、精神科です……066

8　躁状態では、入院設備のある医療機関へ……068

9　病気を受け入れるまでに葛藤があって当然です……070

10　受診のこと、ここが知りたいQ＆A……072

COLUMN3 双極スペクトラムって何？……074

PART 4 原因やきっかけはあるのでしょうか？

1　ストレスは病気発症や再発のきっかけの1つです……076

2　生活リズムの乱れや睡眠不足も大きなきっかけに……078

3　双極性障害はなぜ起こるのか①
脳画像や薬理学の研究からわかってきたこと……080

4 双極性障害はなぜ起こるのか②
　血液細胞、遺伝学の研究からわかってきたこと……082

5 双極性障害の研究最前線
　脳では何が起きているのでしょうか……084

6 受診のこと、ここが知りたいQ＆A……086

PART 5 薬と心理・社会的治療が治療の両輪です

1 目標は再発を防いで普通の生活を送ること……088
2 中心は薬物療法。心理・社会的治療も治療の柱……090
3 薬物療法は気分安定薬を中心に使っていきます……092
4 気分安定薬①　治療の主役はリチウムです……094
5 リチウムと上手に付き合うために……096
6 リチウム服用中に日常生活の中で注意したいこと……098
7 気分安定薬②　リチウム以外の気分安定薬……100
8 気分安定薬と一緒に使う抗精神病薬……102
9 治療の補助的に使われる薬……104
10 双極性障害に使われる主な治療薬……106
11 薬以外の治療法　電気けいれん療法……108
12 精神療法①　対人関係・社会リズム療法……110
13 精神療法②　認知行動療法……114
14 治療のここが知りたいQ＆A……116

PART 6 病気と上手に付き合うために、患者さん自身が心がけたいこと

1 病気を受け入れて、人生を立て直していきましょう……120

2 病相の時期に応じて心がけたいこと……122
3 ライフチャートを書いてみましょう……124
4 生活習慣を見直し、生活リズムを整えましょう……126
5 ストレス対処法を身につけましょう……128
6 復職するときの注意点……130
7 病気のこと、ここが知りたいQ＆A……132

PART 7 家族の方へ　周囲が心がけたいこと

1 病気を克服するためには家族の理解が必要です……136
2 治療を続ける支えになるのが家族です……138
3 療養が上手くいくよう環境整備を……140
4 再発の予兆を見逃さないようにしましょう……142
5 接し方のコツ〔その1〕受診の勧め方……144
6 接し方のコツ〔その2〕躁状態のとき……146
7 接し方のコツ〔その3〕うつ状態のとき……148
8 【まとめ】患者さんの接し方　○と×……150
9 「家族の心がけ」ここが知りたいQ＆A……152

COLUMN4 自殺のサインを見逃さないでください……154

巻末情報

双極性障害の主な相談窓口……156
就労支援の制度……158
公的な経済支援……159

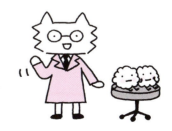

本書を読む前に

　心の病気になると集中することが難しくなり、文章を読むのがつらいという人がいます。
　一方、自分の病気を理解することで、徐々に気持ちが軽くなっていくということもあります。

　この本は、症状や治療、発症のメカニズムなどの比較的難しい内容もできるだけわかりやすい言葉でまとめていますが、気が向かないときには、無理に読み進める必要はありません。
　しかし、読みたいのに集中できないというときは、左ページの短い文章だけを読んでもポイントがわかるように構成されています。

　また、何もする気が起きなく、気持ちが晴れないときは、左ページのネコ先生の吹き出しを読んでみてください。心が穏やかになる、やさしいアドバイスが散りばめられています。

　本書は、元気になるための本です。
　気楽に構えて、マイペースで読んでみてください。

PART 1

「躁」と「うつ」の両極端の状態をくり返す病気です

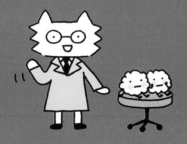

PART1 「躁」と「うつ」の両極端の状態をくり返す病気です

① 双極性障害はどんな病気？

絶好調な状態から最低の状態へ
両極端な状態は、しばしば「性格的なもの」
と誤解されがちですが、治療が必要な脳の病気です。

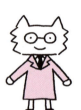

《 最高の気分から最低の気分へ……
躁・うつのエピソードがくり返し表れる病気 》

寛解期（症状が落ち着いて安定している期間）
個人差はあるが数年のサイクル。

躁状態
異常なほどのハイテンションになり、万能感に満ちあふれる。

うつ状態 気分がふさぎ込み、心身のエネルギーがなくなる。

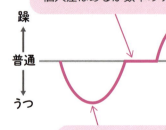

010

躁状態とうつ状態がくり返し表れる病気です

　仕事で認められたり宝くじが当たったり……人は誰しも良いことうれしいことがあれば気分が高揚します。反対に、失恋したり仕事で失敗したときなどは気分が落ち込むものです。ですから「気分の浮き沈みが病気なの？」と思う人もいるかもしれません。

　しかし双極性障害では、このような「気分の浮き沈み」をはるかに超えた激しく病的な症状が一定期間に表れて、困った問題が次々に起こります。「自分に不可能なことはない」と異常な高揚感に見舞われたかと思うと、一転して「自分は生きていること自体が他人に迷惑」とふさぎ込む。両極端な状態に振り子のように振れるのが双極性障害という病気です。

治療が必要な脳の病気です

　双極性障害は、20代から30代に発症することが多く、発症頻度はおよそ100人に1人弱、と決してまれな病気ではありません。うつ病の患者さんは女性が多い（男女比／1：2）のですが、双極性障害の場合、患者数の男女差はほとんどありません。

　躁やうつの症状が起こっている状態を「エピソード（病相）」といいます。躁・うつのエピソードは、周囲からは「性格的なもの」だと誤解されてしまうこともありますが、双極性障害は「性格的なもの」ではありませんし、まして「気のもちよう」や「心がけ」で治るものではありません。治療が必要な「脳の病気」です。

PART1 「躁」と「うつ」の両極端の状態をくり返す病気です

双極性障害には、2つの種類があります

双極性障害には、Ⅰ型とⅡ型の2つのタイプがあります。
どちらのタイプであるかは、入院が必要となるほどの躁状態があるか、
あるいは躁状態はなく、軽躁状態とうつ状態のみが
あるかという違いによって診断されます。

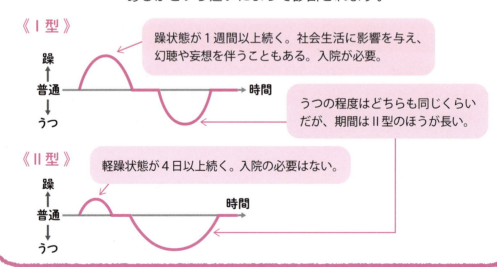

《Ⅰ型》

躁状態が1週間以上続く。社会生活に影響を与え、幻聴や妄想を伴うこともある。入院が必要。

うつの程度はどちらも同じくらいだが、期間はⅡ型のほうが長い。

《Ⅱ型》

軽躁状態が4日以上続く。入院の必要はない。

Ⅰ型とⅡ型。自分のタイプを把握していることが大事です。

双極Ⅰ型

　うつ状態と躁状態が表れるタイプです。仕事や人間関係で人生を棒に振るようなトラブルを起こしたり、躁状態が少なくとも１週間以上、ほぼ毎日、１日の大半続くことが診断基準となります。

　周囲から見ると、いつものその人とはまったく違うことがあきらかです。自分や他人を傷つけるのを防ぐために、しばしば入院治療が必要になります。「躁状態」が一度でもあれば、うつ状態がなくても双極Ⅰ型と診断されます。

双極Ⅱ型

　Ⅰ型のタイプの躁状態に比べると、程度の軽いハイな状態が少なくとも４日以上、ほぼ毎日、１日の大半続く「軽躁状態」（p.22参照）と、診断基準を満たすうつ状態があることが双極Ⅱ型の診断基準となります。

　軽躁状態の症状がⅠ型の躁状態のように激しくないから軽い病気だということではありません。

　軽躁状態そのものが特に治療を要しなくても、うつ病の再発をくり返すことにより、社会生活を阻害することになってしまうからです。

　うつ状態の期間は双極Ⅰ型よりも長く、自殺のリスクも高いとされています。また、摂食障害やアルコール依存症などもⅠ型よりも併発しやすい傾向にあります。Ⅰ型と同様にしっかり治療することが大事です。

PART1 「躁」と「うつ」の両極端の状態をくり返す病気です

双極性障害は「双極症」に病名がかわります

「躁うつ病」から「双極性障害」へ。
そして「双極症」へと病名が
かわります。病名の変遷には、
こんな理由があるのです。

克服できる病気だから、病名を気にする必要はないんだニャ！

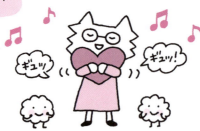

「障害」ではなく病気の様子や性質を表す「症」へ

　双極性障害は、もともとは「躁うつ病」と呼ばれていました。うつ病とは違う病気なのに、混同されやすいため、「躁」と「うつ」の極端な症状を表すという意味で「双極性障害」と呼ぶようになりました。

　しかし、「障害」という言葉が強い印象を与え、偏見をもたれてしまう場合があることに加え、患者さんの中にも「障害」という言葉にとらわれてしまう人がいないとも限りません。「自分は障害者になってしまったのだ」と結婚や仕事をあきらめたりして、自分の生き方を狭めてしまうのです。そこで、病名にとらわれないように「障害」を病気を表す「症」という言葉にかえて、2018年に発表が予定されている世界保健機関（WHO）の診断分類の日本語版では「双極症」という名前にかえることになりました。

再発予防ができれば、普通の生活が送れます

　双極症という病気は、社会的な影響が大きく、しばしばその人の人生に深刻なダメージを与えることがあります。本人にとっても家族にとっても大変な病気であることは間違いありません。しかし、躁状態やうつ状態が落ち着く寛解期には、なんの症状も残りません。つまり、治療によって躁状態やうつ状態の再発を予防することができれば、健康な人となんらかわりなく生活を送ることができるのです。双極症（双極性障害）という病気と上手く付き合いながら、社会の一線で活躍している人も多くいます。双極症（双極性障害）は、克服できる病気であることを知っておいてください。

PART1 「躁」と「うつ」の両極端の状態をくり返す病気です

双極性障害はどのような形で始まるのでしょう

双極性障害はうつ状態で始まる場合もあれば、
躁状態で始まる場合もあります。
始まりは人によってさまざまですが
多くの場合、最初は「うつ病」と診断されます。

《 躁・うつのエピソードの一般的なサイクル 》

最初は、うつ状態と躁状態の間（寛解期＝病状が落ち着いている期間）が5年ほどあるのが一般的。

再発以降も、うつ状態と躁状態の間は数か月から数年ほどあく。

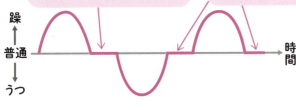

個人差はあるが、躁とうつのサイクルは数か月から数年ほど。

多くは、うつ状態ではじめて受診します

　病気がうつ状態で始まるか躁状態で始まるかは、およそ半々の割合ですが、Ⅱ型の場合ははじめてのうつ状態を初発年齢と考えるため、双極性障害全体ではうつ状態で始まる人のほうが多いことになります。また、躁状態から始まっている人も、躁状態のときは本人は病気の自覚がないため、受診しようせず、多くは気分が落ち込んでつらいうつ状態のときにはじめて受診します。躁状態のときは本来の自分の姿だと思っていますから、うつ状態での受診時、本人が医師に以前の躁状態の話をすることはあまりありません。そのため、多くの場合最初は「うつ病」と診断されます（p.54参照）。

　躁状態やうつ状態の表れる期間は個人差があります。最初の躁状態とうつ状態の間は、5年程度あくのが一般的です。しかし、再発をくり返すたびにしだいに、2年間隔、1年間隔といった具合に再発の間隔が狭まっていき、ついには1年に4回以上も再発をくり返す「急速交代型（ラピッドサイクラー）」（p.34参照）と呼ばれる状態になってしまうこともあります。

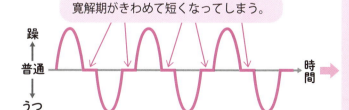

再発をくり返すうちに周期が短くなっていく

寛解期がきわめて短くなってしまう。

【急速交代型（ラピッドサイクラー）】
再発するたびに間隔が短くなり、ついには1年に4回以上という短い期間で躁状態とうつ状態を行き来する。寛解期が短いために、普通の状態がわかりにくくなる。自分は常に躁状態かうつ状態のどちらかしかないと感じてしまう。

PART1 「躁」と「うつ」の両極端の状態をくり返す病気です

躁状態では こんな症状が表れます

● **本人が感じていること**
- 自分がとても偉くなったように感じている
- なんでもできるような感じがする
- いつもより力強くしゃべれる
- 仕事をバリバリこなせる
- 頭の回転が速くなり、次々と良いアイデアが浮かんでくる
- エネルギーに満ちあふれてじっとしていることが難しい
- ほとんど眠らなくても大丈夫
- 何ごとにも自信満々になる
- 周りの誰もが友達のように思えてくる

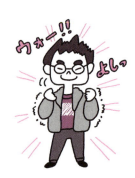

● **本人の声**
- 絶好調だ
- 気分爽快
- はじめて本当の自分の姿になれた

● **躁状態が悪化すると……**

「神の声」が聞こえてきたり（幻聴）、自分だけが地球上の全人類を救えるといった考え（誇大妄想）も出てくる。

- ● **家族や周囲から見ると**
    - ●お金を湯水のように使っている
    - ●怪しげな投資話などにのっている
    - ●自分の意見をとうとうと述べて、周囲の人と衝突する
    - ●尊大になって威張る
    - ●異常によくしゃべる。一晩中でもしゃべっている
    - ●すぐ怒り、攻撃的になる
    - ●暴言を吐いたり、暴力的になることもある
    - ●場当たり的な言動をとる
    - ●話がコロコロかわり、結局つじつまが合わない
    - ●集中力がなく注意散漫になる
    - ●性欲が亢進して性的な逸脱が見られる
    - ●食欲が亢進することもある

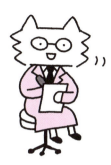

- ● **家族や周囲の声**
    - ●人がかわってしまった。別人みたいだ……
    - ●でも、もしかしたらこれがこの人の本性なのかも……
    - ●もう、この人にはついていけないかもしれない……

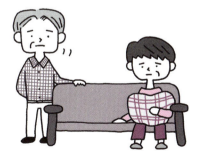

PART1 「躁」と「うつ」の両極端の状態をくり返す病気です

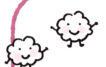

6 躁状態では気分が高揚し、万能感に満ちあふれます

躁状態は、気分が高揚して、異常にハイテンションになった状態です。自分でもコントロール不能となり次々に問題を起こしてしまいます。

> 早めの治療で、躁エピソードに伴うリスク回避をすることが大事ニャンだ。

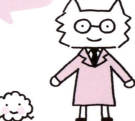

躁状態の言動が人生に大きなダメージを残すことも

　躁状態では、自分はなんでもできる、という万能感をもちます。ほとんど眠らなくても平気でエネルギッシュに活動し、一晩中でもしゃべり続けたり、無謀な行動に走ったりします。しかし、自分は正しいことをしていると思っているので、周囲がそれをいさめると烈火のごとく怒りだします。

　普段はおとなしいまじめな人が、性格がかわったように買い物やギャンブル、投資に大金をつぎ込んだり、豪遊したり不特定多数の人と性交渉をもつなど性的逸脱が見られたりします。また無謀な行動をして、会社や取引先に大きな損失を与えることもあります。

　躁状態は、急に起こって1週間以上続きます。治療を行わないと、何か月も続きます。

　この間、次々と大きなトラブルを起こすために、これまで築き上げてきた社会的な信用や人間関係を一瞬にして失ってしまうこともあります。

躁状態のときは経済的・社会的損失のリスクを負います

1. 気分が高揚して、異常にエネルギッシュになる
2. 自分でもコントロール不能な暴走が始まる（散財、借金、暴言・暴力、恥ずかしい行動など）
3. 破たんする（大きな借金を背負う、家族や友人が離れていく、会社をクビになる、法に触れるような行為をする、健康を損なうなど）

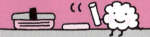

PART1　「躁」と「うつ」の両極端の状態をくり返す病気です

7

「軽躁状態」と呼ばれる状態もあります

ハイテンションであっても、本人も
周囲も躁状態ほどは困らないのが「軽躁状態」。
一見、大きな問題はないように見えますが
これがあると、うつ病とは治療方針や薬が異なってきます。

《 躁の程度が軽くてもうつ状態が長いのが特徴です 》

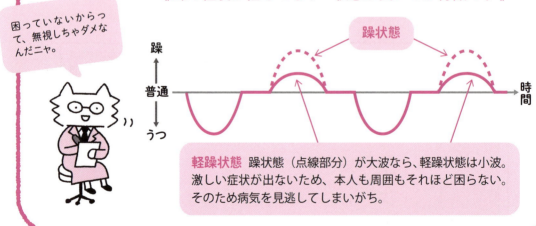

困っていないからって、無視しちゃダメなんだニャ。

軽躁状態 躁状態（点線部分）が大波なら、軽躁状態は小波。激しい症状が出ないため、本人も周囲もそれほど困らない。そのため病気を見逃してしまいがち。

022

大きな問題は起こさないけれど、あきらかにいつもと様子が違う

「躁状態」のほかに、「軽躁状態」と呼ばれる状態があります。双極Ⅱ型（p.12参照）と呼ばれるタイプは、診断基準を満たすうつ状態とこの軽躁状態しかないことが大きな特徴になります。

軽躁状態とは、睡眠時間が少なくてもハイテンションで活発に行動するなど、躁状態と同様の特徴を示しますが、入院が必要になるほど大きな問題を起こすことはありません。

期間も躁状態が1週間以上とされるのに対して、軽躁状態は4日以上とされています。

病気であることを、本人も周囲も見落としがちです

躁状態ほど激しい症状が出ないので、テンションが高いのは「うつ状態が良くなってうきうきしているだけかも」と周囲は見過ごしてしまいます。しかし家族など患者さんのことをよく知る人から見れば、あきらかに普段と様子が違っていることがわかります。

軽躁状態のとき本人は元気だという自覚はありますが、ゆめゆめ自分が病気だとは思っていません。

したがって、うつ状態で受診するときも、本人はもちろん家族も医師に軽躁状態のことを話すことはまずありません。そのため双極Ⅰ型の人よりさらに長い間「うつ病」として扱われていて、双極性障害の治療が遅れてしまうことがあります。

うつ状態では
こんな症状が表れます

● **本人が感じていることは**

- 眠れない、またはずっと眠い（過眠）
- 激しく落ち込んで憂うつな気分が1日中、何日も何週間も続いている
- 憂うつな気分は、朝が特にひどい
- 何に対しても興味がもてない。おっくうだ
- うれしい、楽しいという感情がまったくわかない
- 物の見方が否定的になり自分を責めてしまう
- 頭が働かない
- 食欲がなくなる、または食べすぎてしまう
- 疲れやすく、休んでも疲れがとれない

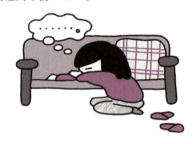

● **本人の声**

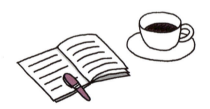

- 何をしても楽しくない
- 何もかもおっくうである
- 自分は生きている価値のない人間だと思う
- この世から消えてなくなってしまいたい

● **うつ状態が悪化すると……**

「破産した」「重大な犯罪を犯した」「重い病気にかかった」など現実とは違う考え（妄想）にとらわれたり、これに関連する声（幻聴）が聞こえてくることもある。また動けなくなって、質問されても返事ができない状態（昏迷状態）になってしまう場合もある。その反対にいっときもじっとせず歩きまわる（焦燥）こともある。

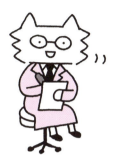

● 家族から見ると

- 表情が暗く、硬い
- 元気がない
- 口数が減る
- 朝からぐったり疲れている
- 好きなものに無関心になる
- 自分はダメな人間だなどと否定的な発言が増える
- 会社を欠勤したり、遅刻することが増える
- イライラしていて落ち着きがない
- 体重が減った、体重が増えた
- 食欲がない。またはむやみに食べる
- 人との接触を避けるようになる

● 家族の声

- どういうふうに接していいのかわからない
- 無気力、無表情になってしまった。大丈夫だろうか
- いつまでこんな状態が続くのだろう

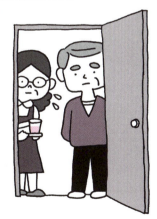

PART1 「躁」と「うつ」の両極端の状態をくり返す病気です

うつ状態では、嫌な気分が永遠に続く気がします

うつ状態になると、世の中から消えてしまいたいほどふさぎ込みます。うつ状態のときは本人にとって、大変につらい時期です。

> 出口がないトンネルに入り込んだ気になるかもしれないけど、治療で必ず良くなるニャ。

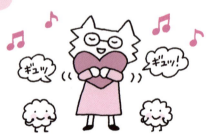

心も体もエネルギー切れの状態のようになります

　うつ状態では、躁状態の「絶好調」から一転して「絶不調」におちいり、心も体もエネルギーが切れたような状態になります。

　うつ状態では、重苦しく沈んだ嫌な気分が1日中ほとんど毎日続きます。夜もなかなか眠りに入れず、やっと眠れても夜中や明け方に目が覚めて、もんもんとします。それまで興味をもっていたものにもいっさい興味をもてなくなります。何を食べてもおいしく思えず、砂をかむように味気なく感じられるのです。疲労感も激しく、すぐに疲れてしまいます。否定的な考えばかりが頭に浮かんで「これまでの人生は無意味だった」と考えてしまいます。

絶望感、無力感にさいなまれます

　また、うつ状態では、罪悪感や恥の意識にさいなまれることもあります。自責の念に苦しみ、「この世から消えてなくなってしまいたい」と思ったりします。

　躁状態のときに起こしたトラブルが原因で、借金を背負ったり、家庭が崩壊したり、職を失うこともあり、それがよけいに本人を苦しめます。来る日も来る日も絶望感や無力感にさいなまれるため、「うつのときは、生き地獄」と表現する患者さんもいます。

　患者さんにとってつらい「うつ」ですが、薬物治療で安定化させることができます。また、精神療法では、ストレスを上手くかわして軽減させる方法なども学ぶことができます（p.110〜115参照）。

PART1 「躁」と「うつ」の両極端の状態をくり返す病気です

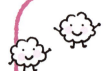

うつ状態は、躁状態より、はるかに長く続きます

家族は躁状態を問題にしますが、
実は、躁状態よりうつ状態のほうが
はるかに期間が長いのです。
本人にとってつらい日々が続きます。

うつ状態のつらさを周囲は理解し、支えてあげてほしいんだニャ。

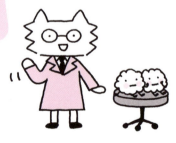

患者さんにとって、躁状態よりうつ状態の期間のほうがずっと長いのです

うつ状態の患者さんの苦しさは、その期間が長いことにもあります。

双極性障害は躁状態とうつ状態がくり返される病気ですが、病気の経過をみると、躁状態に比べてうつ状態の期間がはるかに長いのです。

病気の期間でみると双極Ⅰ型の人は約3分の1を、双極Ⅱ型の人は約半分の期間をうつ状態で過ごしています（下図参照）。

双極性障害の経過中に各病相が占める割合

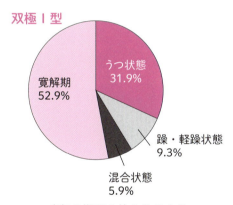

病気の期間の約3分の1を
うつ状態で過ごす。

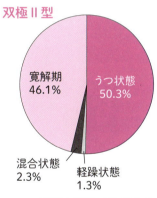

病気の期間の約半分を
うつ状態で過ごす。

（出典）Ⅰ型：Arch Gen Psychiatry 59,6 p.530-7,2002　Ⅱ型：Arch Gen Psychiatry 60,3 p.261-9,2003

PART1　「躁」と「うつ」の両極端の状態をくり返す病気です

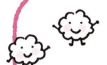

11

躁とうつの状態が混じって出現する「混合状態」

「混合状態」は、活動的でよくしゃべるけれど
気分は最低であるなど、
躁とうつが入り混じっている
不安定な状態です。

> 気分が大変不安定に
> なるので、早めに主
> 治医に相談したほう
> がいいニャ！

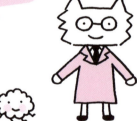

気分と行動、思考がバラバラで一貫していません

躁状態からうつ状態へ、またうつ状態から躁状態あるいは軽躁状態へかわるときなどに、躁とうつが混ざって出てくる「混合状態」が表れることがあります。

例えば、活動的になって興奮し、絶えまなくしゃべっていても、気分は最低でひどく落ち込んでいたりします。

また、「死にたくなる」ほど憂うつで気分が沈み込んでいるのに、焦燥感にかられて歩きまわるなど、気分、行動、思考がそれぞれバラバラになって表れます。

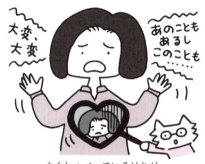

よくしゃべっているけれど、心の中は落ち込んでいる

混合状態のときは、特に自殺に注意が必要です

うつ状態から躁状態へ急激にかわることを「躁転」、また躁状態からうつ状態に急激にかわることを「うつ転」といいます。混合状態はこの躁転、うつ転のときに起こりやすい状態です。

混合状態は「死にたい」など気持ちが非常に不安定なところに、衝動的な行動が高まりやすい状態です。自殺の危険も高まるため、しばしば入院が必要になります。混合状態が見られるときには、特に自殺に注意が必要です（p.154 参照）。

PART1 「躁」と「うつ」の両極端の状態をくり返す病気です

12

病気のここが知りたいQ＆A

Q1 こんな病気はじめて聞いた。新しい病気ですか？

A 双極性障害はもともと躁うつ病と呼ばれていた病気で、その歴史は古く、ヒポクラテスの古代ギリシャ時代に「マニー（躁状態）」と「メランコリー（うつ状態）」の記述があることが知られています。双極性障害は、統合失調症と並んで二大精神疾患といわれていて、精神疾患の中でも代表的な病気です。

Q2 双極性障害って心の病気じゃないの？

A かつて双極性障害は「心の病気」だといわれていたことがありました。患者さんの脳を調べても、パーキンソン病や認知症のようにあきらかな病変が見つからなかったのがその理由の1つです。しかしさまざまな角度から双極性障害の研究が進み、脳の病気であることがあきらかになっています（p.80〜85参照）。

Q3 双極性障害って、うつ病に躁状態が加わった病気？

A いいえ、違います。うつ病と双極性障害は本質的に異なる病気です。治療の目標も治療法も異なります（p.58参照）。「うつ状態」は、双極性障害やうつ病に限らずほかの精神疾患や甲状腺の病気などでも見られます。病気のときに熱が出たりしますが、うつ状態はそれと同様に病気に伴う1つの症状と考えてください。

Q4 双極性障害はうつ病より重い病気？

A 確かに、双極性障害はうつ病に比べて、再発率が高い病気です。服薬を中断すると、9割以上の人が再発すると考えられています。一般にうつ病は1、2年で治療が終わる場合が多いのですが、双極性障害は長期の治療が必要となります。しかし、しっかり予防すれば、再発をコントロールし、問題なく社会生活が送れます。

032

Q5 「軽い躁状態」と「軽躁状態」ではどっちの症状が重い？

A Ⅰ型で起こる「躁状態」は軽い場合でも社会生活に支障をきたし、入院が必要となる場合もありますが、Ⅱ型の「軽躁状態」は、社会生活への阻害があまりなく、入院の必要がありません。「軽躁状態」より「軽い躁状態」のほうが症状は重いといえます。

Q6 双極Ⅰ型とⅡ型はどんな状態のときに診断するの？

A Ⅰ型もⅡ型も、うつ状態の症状には大きな違いがないので、うつ状態のときに明確に判別するのは難しいのです。躁状態のときには明確に診断ができますが、うつ状態で受診した場合は、過去の躁状態、軽躁状態の有無が診断を見極める重要なポイントになります。

Q7 素朴な疑問ですが、そもそも脳と心は違うもの？

A 「脳と心」は「時計と時刻」の関係に例えるとわかりやすいかもしれません。時計が時間を刻むように心は脳がつむぎだすものであり、心は脳の働きであるといえます。壊れるのは時計で、時間ではないように、病気になるのは「脳」で、「心」が病気になるわけではありません。「脳の病気」の症状が怒りっぽくなって暴言を吐くなど、「心」に表れるのです。

Q8 躁とうつの波は、1回きりでは終わらないの？

A 双極性障害は、維持療法を行わなければ、多くは再発します。躁状態やうつ状態が1回で終わることはめったにありません。ほとんどの場合再発をくり返し、社会的な損失が大きくなります。そのため、特にⅠ型の場合は長期にわたり維持療法を行い、病気をコントロールしていきます（p.88参照）。糖尿病や高血圧と同じように、病気と上手に付き合っていければ普通に生活が送れます。

Q9 躁状態だけくり返す場合は、どんな病気なの？

A 躁状態だけ出てくる場合も「双極性障害」に含まれます。これまでは躁状態しかなくても、いずれうつ状態が出てくることが多いことなどからです。

COLUMN 1

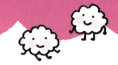

躁とうつが急速に交代する「急速交代型」

　双極性障害は、再発をくり返すうちにうつ状態や躁状態までの間隔がどんどん短くなっていきます。平均的には、再発間隔が5年後、4年後、3年後と短くなり、しまいには年4回以上の間隔でくり返すようになってしまうこともあります。このような状態を「急速交代型（ラピッドサイクラー）」といいます。躁転といってうつ状態から一晩で躁状態にかわることもあります。

　急速交代型は、双極性障害と気づかずに、うつ病の治療薬である抗うつ薬（特に三環系抗うつ薬／p.59参照）を飲んでいる場合に起こりやすくなります。ほかにも甲状腺ホルモンの低下が関与していることも多く、男性より女性に多く見られる傾向があります。

　また双極性障害の再発は、発症初期にはストレスが引き金になりますが、急速交代型になるとストレスと関係なく再発します。さらに、双極性障害の治療・予防にもっとも効く治療薬「リチウム」（p.94参照）が効きにくくなってしまうのです。病状が安定している時期（寛解期）がほとんどなくなるので、患者さんにとって大きな負担になります。

PART 2

本人は「うつ」がつらく、家族は「躁」がつらいのです

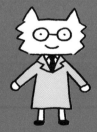

PART2 本人は「うつ」がつらく、家族は「躁」がつらいのです

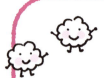

① ケース紹介

双極Ⅰ型
Ａさん（33歳・男性）の場合

双極性障害の４人の例を紹介します。
最初は、躁状態によりハイテンションになり、
職場でトラブルを起こしてしまった
Ａさんのケースを見てみましょう。

深刻な事態も早めに
治療を開始すれば、
ダメージが少なくなる
んだニャ。

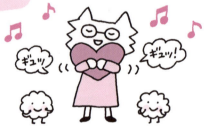

言葉も態度も尊大になったＡさん

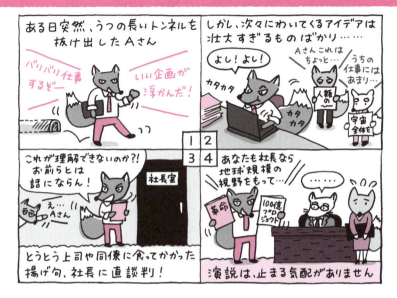

● その後のＡさんは……

　温和だったＡさんが暴言を吐き、社長に対しても高飛車な態度で直談判したことに上司は驚き、Ａさんの様子が普通ではないと感じました。家族と相談し、上司と家族が一緒になって根気強く説得を続けた結果、ようやくＡさんは精神科の受診を承諾、そのまま入院となりました。

　入院治療によってＡさんの躁状態はおさまり１か月後に退院。その後、しばらく自宅療養したのち職場復帰することができました。今は、定期的に精神科を受診して、トラブルもなく仕事を続けています。

PART2 本人は「うつ」がつらく、家族は「躁」がつらいのです

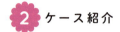 ケース紹介

双極Ⅰ型
Bさん（22歳・女性）の場合

躁状態では買い物やギャンブルなどで
浪費や散財をくり返して、
経済的なトラブルを起こすことも多いものです。
Bさんもその一人です。

> 困った浪費には「もしものときの再発対策」を立てて備えることが大事だニャ。

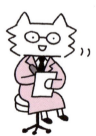

激しい浪費が止まらないBさん

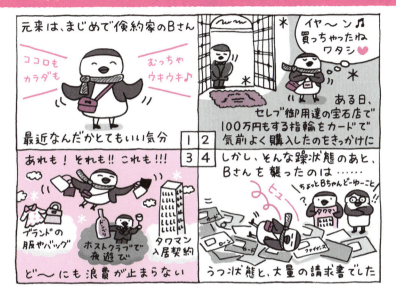

●その後のBさんは……

　うつ状態におちいったBさんは、自分を責めました。

　心配した両親はBさんに強く受診を勧めました。Bさんは受診を承諾し、両親と一緒に精神科へ。診察の結果、双極Ⅰ型と診断されました。治療を続けるうちに気分も安定しました。

　主治医の勧めで、再発の予兆にどんなものがあるかを家族と話し合い、両親には「インターネットでの買い物が1週間に2回以上続いたら病院に行く」と約束をしました。財布には現金を多く入れないよう心がけ、クレジットカードも親に預けました。今は、普通の状態に落ち着いています。

PART2 本人は「うつ」がつらく、家族は「躁」がつらいのです

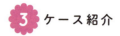 ケース紹介

双極Ⅰ型
Cさん（43歳・男性）の場合

躁状態が悪化すると、
妄想や幻聴が起こることがあります。
ここに紹介するCさんも、
誇大妄想によって
家を飛び出してしまいました。

> 妄想や幻聴があると周囲はびっくり。でもこれも病気のせいなんだニャ。

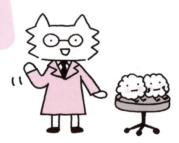

誇大妄想から家を飛び出したCさん

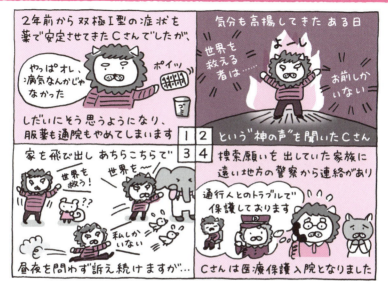

●その後のCさんは……

　Cさんは、薬の服用を中断し精神科の受診もやめてしまったあと、躁状態になってしまいました。心配した家族が受診を勧めてもCさんは「自分は病気ではない」と、受診を拒んでいたのです。しかしこのたびのことがあってから、Cさんはようやく自分は双極性障害であることを受け入れることができました。症状がおさまっても受診し、再発予防のためにも薬の服用を中断しないことを家族と約束しました。

　Cさんは、入院に際して仕事をやめてしまいましたが、躁・うつのエピソードに翻弄されることもなくなった今は、再就職を目指して、就労移行支援事業所（p.158参照）に通う毎日です。

PART2 本人は「うつ」がつらく、家族は「躁」がつらいのです

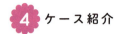

4 ケース紹介

双極Ⅱ型
Dさん（36歳・女性）の場合

軽躁状態では本人も周囲も病的だと思わず、
ただの「好調な時期」ととらえがちです。
Dさんも、まさか自分が双極性障害とは
思ってもいませんでした。

> 双極Ⅱ型と診断がついて、うつ状態が長い理由がわかってホッとしたという人もいるんだニャ。

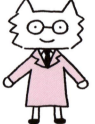

042

双極Ⅱ型と診断されたDさん

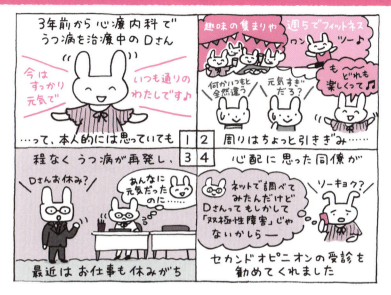

● その後のDさんは……

　Dさんは思いきって精神科を受診し、セカンドオピニオンを受けました。

　精神科医に問われるまま「うつ病から抜け出すと、とても元気になり、人がかわったかのようだと言われる」と話したところ、多くの症状項目について詳しい問診を受け、その結果、双極Ⅱ型の可能性が高いと診断されました。医師との会話の中で、抗うつ薬の中には、双極性障害を悪化させるものがあること（急速交代型 p.34参照）も知りました。Dさんは精神科への転院を決め、抗うつ薬をやめてリチウム（p.94参照）の服用を始めました。リチウムを服用するようになると、気分も安定して、つらかったうつ状態の落ち込みも少なくなってきました。

PART2 本人は「うつ」がつらく、家族は「躁」がつらいのです

5 躁状態では家族が激しい ストレスを感じます

躁状態になると気分が高揚し、欲求の
おもむくまま突っ走ります。常軌を
逸した言動に家族は振り回され、傷つき、
経済的にも不利益をこうむります。

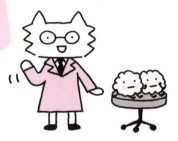

困った言動は本人の
隠れた本性？ いや、
病気がそうさせている
んだニャ。

多くの場合、本人は躁状態を「本当の自分の姿」だと思っています

　躁状態のとき、本人は、大変調子の良い状態だと感じています。「これまでの自分は間違っていた。やっと本当の自分になれた」と思っていることも少なくありません。

　周囲から見れば突飛な行動も、本人は「正当な理由で行動している」と思い込んでいますから、家族が行動を止めたりいさめたりすれば、烈火のごとく怒りだします。病院の受診を勧めても、頑として聞き入れません。

自分でもコントロール不能な状態になります

　お金を湯水のように使ったり、不特定多数の人と性的な関係をもったり……。躁状態の患者さんは、なんの歯止めもなく突っ走ります。家族や周囲はそれに巻き込まれ、翻弄されて大変苦しみます。

　またしゃべりたい欲求が強まって、機関銃のようにしゃべり続けたり、ときに暴言を吐くこともあります。暴言の内容が事実に反していたり支離滅裂であれば、家族も「病気が言わせている言葉なんだ」と思うことができるかもしれません。しかし、躁状態の患者さんの難しいところは、「事実に反することではないけれど、通常はそこまでは言わないだろう」ということを言いたてて、家族を激しく責めたりすることです。このことが家族の心を傷つけます。また、破産や失職など、家族は経済的にも大きな不利益をこうむることになります。しかし、治療には患者さんと家族がともに病気と向き合うことが必要です。家族の理解と支えがあれば、患者さんの病状が安定します。

PART2　本人は「うつ」がつらく、家族は「躁」がつらいのです

躁状態の行動で社会的な信用を失うことがあります

本人に病識がない場合、
無計画な仕事をしたり、暴言を吐いたり
逸脱行為をして、職場でも
さまざまなトラブルを起こしてしまうこともあります。

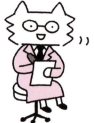

躁状態は治療が軌道に乗れば、有効な薬がたくさんあるんだニャ。

高揚した気分で、次々と問題行動を起こします

　躁状態では、職場でもさまざまなトラブルを起こします。

　次々と新しい企画やアイデアなどを思いついては徹夜をしたりします。しかし実際には1つのことに集中できないために、すべてが中途半端で終わってしまいます。

　また、自分が偉くなって特別に重要な人物になったように感じられますから、態度も言葉づかいも人がかわったようになってしまい、会議で延々と自分の意見を述べたり、上司を怒鳴りつけたりして周囲とトラブルを起こしてしまいます。

大きなトラブルを起こす前に、職場でも対応を

　周囲との摩擦を起こすばかりでなく、会社の金を使い込んだり、無謀なプロジェクトを進めたり、自分の判断で極端な値引きをしたりして、会社に大きな損害を与える可能性もあります。

　そうかと思うと「不当に扱われた」などと突然裁判に訴えようとすることもあります。

　一方、うつ状態になると遅刻や欠勤が増えてきます。普段よりミスが増え、効率も下がってきます。うつ状態では自殺のリスクも高まるので、職場の配慮が必要です。

　おかしな様子に上司や同僚が気づいたときは、本人に様子を尋ねてよく話を聞き、産業医に相談したり、精神科の受診を勧めていくことが大事です。

PART2 本人は「うつ」がつらく、家族は「躁」がつらいのです

本人と家族は「うつ」と「躁」の受け止め方が違います

本人と周囲とでは「躁」と「うつ」の感じ方が異なります。認識のズレを互いに理解していないと、ストレス→病状悪化の悪循環におちいります。

本人と家族の間で認識のズレを話し合っておくことが大切だニャ!

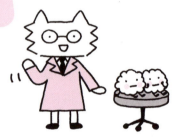

048

本人は躁状態を軽く考える傾向があります

　躁状態とうつ状態の受け止め方は、家族と本人との間に大きなギャップがあります。

　本人にとって躁状態のときは、「本来の明るい自分にやっと戻れた」という認識ですから、特にトラブルを起こしているとは思っていません。うつ状態のときは、うつがつらいことを強く訴えますが、躁状態のときの言動に対しては、軽く考えてしまうのが普通です。しかし家族や周囲は、躁状態のときの本人の言動にとても大きなストレスを感じます。常軌を逸した言動と次々に起こすトラブルに振り回されて、家族はヘトヘトになります。

本人にとっては、何よりうつ状態がつらいもの

　一方、うつ状態では双方の受け止め方が正反対になります。

　本人がうつ状態のときは、躁状態のような派手なトラブルを起こさないため、家族や周囲はうつ状態を軽くみてしまう傾向があります。しかし、本人にとっては、死にたいと思うほど毎日つらい日々が続きます。「取り返しのつかないことをしてしまった」など、周囲が考える以上に自分を激しく責めて、重い罪の意識にさいなまれることもあります。また「もう生きていけない」と思い詰めることもあります。

　患者さんの間ではよく「つらいのはうつ、怖いのは躁」と言うそうです。

　このように、家族と本人のお互いの認識に大きなギャップがあることを理解することで、双方の受け止め方もまた、かわってくるはずです。

「躁」と「うつ」の ここが知りたいQ&A

Q1 うつと違って躁状態の情報が少ないのはなぜ？

A なぜ躁状態の情報が少ないのか――自身も双極性障害をもっている芥川賞作家の絲山秋子さんは、雑誌連載のエッセイの中でその理由には（躁状態のときは）「うつよりも、当事者が詳細を語りたがらないこともある」と語っています。「躁病のエピソードで話しやすいのは、笑い話にできる程度のことや『自分らしさ』の片鱗が残っているエピソードである」と。PTSD（心的外傷後ストレス障害）もそうですが、本当のトラウマは、そうそう人に語れないのです。

本人は躁状態のときの自分を忘れないと生きていけないくらい恥じています。躁状態のときのことは、人に言いたくもないし、思い出したくもないのです。

双極性障害の知識をもっていない人は、得てして「躁のときって、楽しくていいじゃない？」と思いがちですが、それは誤解であることを、知ってほしいと思います。

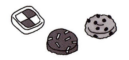

Q2 躁状態でひどい言葉を投げかけられると腹が立ってしまうのですが……

A 躁状態のときの言動は病気がさせているものです。言動に腹が立つときは、本人が病気になる前の穏やかなときのことを思い出してみてください。病気の正しい知識をもって、本人がもとの状態に戻れるようにサポートをしてあげてください。

Q3 性的な逸脱行動は、やはり本人の生来のものでは？

A 性的な逸脱行動は、家族、特に夫婦の場合は、大変にショックな出来事ですね。くり返しになりますが、普段は穏やかな常識人である人が、躁状態でこうした行動をしてしまうことがしばしばあります。こうした場合、その行動は病気がさせているのです。本人の隠れた性格と解釈しないでください。躁状態は、治療により多くは1〜2か月程度で治ります。病気をコントロールすることが必要です。

Q4 双極性障害になりやすい性格があると聞いたけれど

A かつて循環性格といって、気分にむらがある人が双極性障害になりやすいと考えられていましたが、現在こうした性格は、すでに病気が始まってしまっている状態と考えられています。

Q6 うつ状態のときは静かなので、家族としては治療の必要がないと思えるが？

A 家族にとっては、本人が軽いうつ状態のときがもっとも対応しやすいと感じるようです。しかし、うつ状態のときこそ、本人にとって大変つらく過酷な状態であることを忘れてはいけません。

双極性障害のうつ状態では、死にたいという気持ちも強くなる傾向がありますので、十分に注意が必要です。また、うつ状態が重くなると、自力で病院に行くのが難しくなることもあります。早めに受診を勧めましょう。

Q8 うつのときは子どもに冷たい。家族としてつらい

A うつ状態になると、なんとも形容のしがたい嫌な気分が続き、興味や喜びが、そして愛情さえも、失われてしまいます。本

Q5 「躁状態が病気」だと、本人に気づいてもらうには？

A 躁状態のときに本人に病気を自覚してもらうことは、容易ではありません。症状が改善してから、病気のことを十分に話し合って本人に病気を理解してもらうのが一番です。本人が病気を受け入れることができれば、再発の予防を心がけるようになりますし（p.88 参照）、再発の予兆があった段階で、必要な薬を飲む、受診をするなど、早めの対処ができます（p.124、142 参照）。

Q7 なぜか、いつも秋から冬にかけて「うつ状態」になります

A 双極性障害の患者さんの中には、日照時間が短い秋から冬にかけてうつ状態になり、春から軽躁状態になるタイプの人がいます。「季節性感情障害」と呼ばれるもので、朝方強い光を2時間ほど浴びる光療法が有効です。

人も、子どもを可愛く思えないことへの罪悪感が募ってしまっているかもしれません。家族も大変つらいと思いますが、双極性障害という病気がさせている行動であることを理解してあげてください。

病気が回復すれば、以前のように子どもを可愛がるようになります。

COLUMN 2

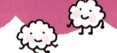

再発を防いで自分の人生を取り戻しましょう！

　双極性障害は、本人が病気を十分に受け入れずに、寛解期（病状が落ち着いている期間）に治ったと思い込んで服薬を中止したりすると再発し、再び躁状態とうつ状態をくり返すことになってしまいます。最初は家族も一時の病気として本人をサポートしようと思えるかもしれませんが、躁状態がたび重なると家族はその対応に疲れ果ててしまいます。職場でも行きすぎた行動や長期の休職が重なれば、重要な仕事を任せてもらえなくなるばかりではなく、失職の危機にもつながります。

　このように双極性障害はコントロールしないと、患者さんの社会生命を脅かしかねない病気です。しかし一方で双極性障害の治療法は確立していますから、病気をコントロールしさえすれば、双極性障害をもっていること自体は社会生活の障害にはなりません。毎日薬を飲む以外は、病気のことなど忘れて普通に生活を送ることができるのです。

　双極性障害という病気に振り回されないためには、治療を早期に開始し治療を継続しながら再発予防に注意を払うことが何より大事です。そのためにも、本人も家族も双極性障害について理解を深めましょう。

PART 3

最初から双極性障害と診断されないことが多いものです

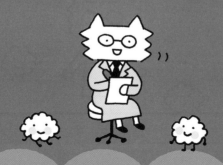

PART3 最初から双極性障害と診断されないことが多いものです

多くの場合、最初は うつ病と診断されます

双極性障害は、躁状態が表れるまでは
うつ病と診断されます。
うつ病から双極性障害への診断の変更は、
誤診というわけではありません。

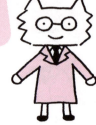

正しい診断がつけば、正しい治療の第一歩を踏み出すことができるんだニャ。

躁状態が表れるまでは、うつ病と区別がつきません

　双極性障害は躁状態から始まるか、うつ状態から始まるかは人によって異なりますが、最初にうつ状態から始まった場合は、うつ病と診断されます。
　なぜなら、前述の通り、双極性障害はうつ状態と躁状態が表れる病気なので、躁状態がない以上、うつ病と診断することになるからです。
　さらに躁状態から始まった場合でも、患者さんや家族が躁状態のことを知らず、病気と思っていない場合も少なくありません。
　躁状態で病院を受診して診断がついていた場合でも、うつ状態になって受診したとき、以前の躁状態のことを医師に伝えない傾向がある（p.16参照）ことも、この病気の診断を難しくしています。

正しい診断がつくまで、時間がかかります

　あきらかな躁状態で受診したときには正しい診断がつきますが、そうではない限り、最初はうつ病と診断されることが多いものです。
　実際、うつ病と診断されていた患者さんの10人に1、2人が最終的には双極性障害に診断がかわるといわれています。
　正しい診断にいきつくまで、平均して4～10年ほどかかっているのが現状です。
　最初うつ病と診断されて、のちに病名がかわると、誤診されたと思われるかもしれません。しかし、双極性障害は、正しい診断がつくまで時間を要する病気なのです。

PART3 最初から双極性障害と診断されないことが多いものです

2

うつ病が治らない人は、双極性障害かもしれません

うつ病がなかなか治らない人は、
双極性障害の可能性もあります。
病気の経過を家族や周囲の人と振り返り、
思いあたることがあれば医師に相談してください。

ほとんど寝なくてもすごくがんばれたことはないかニャ？

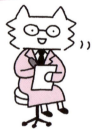

双極性障害に気づかずにうつ病の治療を受けていると、困った問題も

「双極性障害にはうつ状態があるから、うつ病と診断されても問題ないのでは？」と思う人も多いかもしれません。しかし、うつ病の治療薬は双極性障害のうつ状態には効果がないのです。そればかりか、気分の状態が非常に不安定になって、ちょうど良い状態が続かなくなってしまう場合もあります。特に三環系抗うつ薬（p.59参照）を使っていると、うつ状態から急激に躁状態が表れる「躁転」のリスクが増え、さらに、長く服用することで「急速交代型（ラピッドサイクラー）」を引き起こすことが知られています（p.17、34参照）。

うつ病の治療をしてもなかなか良くならない人は、双極性障害を疑ってみるべきでしょう。以前に、例えばすごくがんばれた時期や、眠らなくても平気で元気いっぱいだった時期がなかったか、などを振り返ってみてください。

うつ状態のあとにいつもより調子が良くなったなどの経験があれば、「たいしたことではない」と思わず必ず医師に伝えてください。それが正しい診断につながります。また、下記の項目も双極性障害と考える1つの目安になるでしょう。

- 20代のはじめまでにうつ病と診断された
- 血縁者に双極性障害をもっている人がいる
- 幻聴や妄想が出てきたことがある

思いあたる項目がある人は、うつ病と診断されていても双極性障害に移行する可能性があります（「双極スペクトラム」／p.74参照）。

PART3 最初から双極性障害と診断されないことが多いものです

3

双極性障害とうつ病とでは治療目標も内容も違います

双極性障害の本格的な治療は、
躁・うつのエピソードがおさまったあとに
スタートするといっても
過言ではありません。

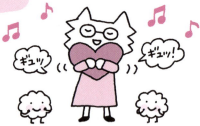

> 病気との向き合い方がわかれば、病気とうまく付き合いながら生きられるようになるんだニャ。

双極性障害は、再発を予防する維持療法が何より大事です

　混同されやすい「うつ病」と「双極性障害」ですが、両者は治療目標が大きく違います。「うつ病」はうつ状態が良くなれば治療は終了します。しかし、双極性障害は、その「躁状態」や「うつ状態」を抑えただけでは治療終了となりません。再発を予防し、安定した人生を送ることが最重要の目標なのです。このため、再発を予防するための維持療法を長期にわたって続けていく必要があります。双極性障害とは長い付き合いになりますが、維持療法で病気を上手にコントロールできれば、この病気は克服したも同然です。病気に振り回されない人生を送り、日々を楽しみましょう。

　また、前節でお話したように、うつ病の治療に有効なのが抗うつ薬ですが、特に三環系抗うつ薬は双極性障害に用いると効果がないばかりか、症状が悪化することがあります。

　双極性障害の治療は、主に気分安定薬のリチウムを用います（p.94参照）。

うつ病に用いる主な抗うつ薬

【三環系抗うつ薬】 イミプラミン（商品名：トフラニール、イミドール）、クロミプラミン（商品名：アナフラニール）、アミトリプチリン（商品名：トリプタノール）、アモキサピン（商品名：アモキサン）など

【SSRI】 フルボキサミン（商品名：ルボックス、デプロメール）、パロキセチン（商品名：パキシル）、セルトラリン（商品名：ジェイゾロフト）、エスシタロプラム（商品名：レクサプロ）
※SSRIの一部には、非定型抗精神病薬との併用でうつ状態に有効とされているものもある。また、双極Ⅱ型のうつ状態に対して、一部のSSRIが有効であるとの意見もある。

【SNRI】 デュロキセチン（商品名：サインバルタ）、ミルナシプラン（商品名：トレドミン）

【その他の抗うつ薬】 トラゾドン（商品名：レスリン、デジレル）、ミアンセリン（商品名：テトラミド）、ミルタザピン（商品名：リフレックス、レメロン）

PART3 最初から双極性障害と診断されないことが多いものです

双極Ⅱ型と診断される人が多いわけ

双極性障害の中でも、とりわけ双極Ⅱ型は、
診断が難しい病気です。
双極Ⅱ型に関しては、
診断基準の枠組みが広がった
ことが指摘されています。

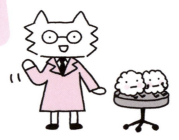

しっかりと問診を受けないと、ちょっと気分が良かったというだけでは軽躁かどうかわからないんだニャ。

双極Ⅱ型は、診断が難しい病気です

　かつて双極性障害は、Ⅰ型、Ⅱ型という診断基準はなく、まとめて「躁うつ病」と呼ばれていました。しかし、躁状態で入院したことがある人と、うつ状態でしか入院したことがない人では、遺伝学的に異なることが家族研究からわかりました。このことから、双極性障害はⅠ型とⅡ型に分類され、新たに双極Ⅱ型の診断基準がつくられました。

　しかし、双極Ⅰ型の「躁状態が7日以上続き、社会生活に支障がある」という診断基準に比べると、双極Ⅱ型の「社会生活に支障がない程度の軽躁状態が4日以上続く」という診断基準は、誰でもあるような気分の波と見分けがつきにくくなってしまっています。

　特に、対人関係の中で感情的な反応を示しやすい境界性パーソナリティ障害（p.62参照）の人は、双極Ⅱ型の診断基準にあてはまるように見える場合もあります。

画像診断のみで「双極性障害」と診断されてしまうことも

　もう1つは、うつ病、双極性障害、あるいは統合失調症によるうつ状態を鑑別診断するための補助検査として、保険診療が認められた光トポグラフィーという検査の問題です。しっかりと面接診断をしてうつ状態と軽躁状態を確認して双極Ⅱ型と診断するなら良いのですが、光トポグラフィーのパターンだけで双極Ⅱ型と診断されることがあり、この場合は、検査による弊害ということになってしまいます。

PART3 最初から双極性障害と診断されないことが多いものです

うつ病以外に双極性障害と間違われやすい病気

精神科の病気（一部内科の病気も含む）の中には
症状の重なりが多く、双極性障害と
間違われやすい病気があります。

正しい診断が大切だニャ。

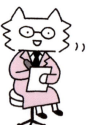
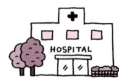

間違われやすい病気

●境界性パーソナリティ障害

　性格の著しい偏りによって、対人関係や日常生活に支障をきたす場合をパーソナリティ障害といいます。

　境界性パーソナリティ障害は、感情の起伏が激しく不安定なことが特徴です。相手を「全面的に好き」か「全面的に嫌い」かの両極端になります。相手を称賛していたかと思うと、ささいなことで相手を嫌いになって攻撃したりします。

　行動だけを見ると、双極性障害と似ている部分もあるため、間違えられることがよくあります。

●総合失調症

　脳機能のバランスが崩れて起こる病気です。統合失調症では、幻覚（主に幻聴）や妄想などの「陽性症状」と無気力・無関心になる「陰性症状」が表れます。

　陽性症状は、「双極性障害の躁状態」でも見られ、陰性症状は「双極性障害のうつ状態」に似ています。興奮して話がまとまらない、被害妄想などは、どちらの疾患にも見られる症状です。

●ほかにも間違われやすい病気

- うつ状態に注目すると ➡ 脳血管障害、認知症、アルコール依存症、薬物依存症、甲状腺の病気など
- 躁状態に注目すると ➡ 覚せい剤やアルコール、薬剤の影響、神経疾患、脳炎など

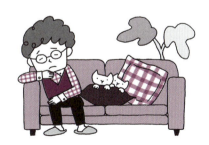

PART3 最初から双極性障害と診断されないことが多いものです

双極性障害と一緒に起こりやすい病気

双極性障害と、依存症や摂食障害など
ほかの精神疾患を併発しているときは、
治療を軌道に乗せるために少し手間取る場合もあります。

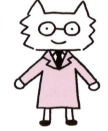

ほかの病気が一緒に起きている場合は注意が必要だニャ。

併発しやすい病気

　ある病気が原因でほかの病気が起こる場合を「合併症」といいますが、2つの病気の診断基準を同時に満たすけれど両者の因果関係は、どちらが原因とは簡単にいえない場合「併発症」といいます。双極性障害と併発しやすい病気に下記のものがあります。

●依存症
　快感や高揚感を伴う特定の物質にはまってしまい、それなしではいっときも我慢できない状態が依存症です。代表的なものに、アルコール・薬物依存があります。病的賭博（ギャンブル依存）も類似のメカニズムによると考えられています。

●摂食障害
　極端に食事を制限する、あるいはまったく食べない「拒食」と、イライラして一度に大量の食べ物を食べてその後吐いたりしてしまう「過食」があります。それぞれが単独で出ることもありますが、拒食と過食が一緒に出る場合もあります。

●パニック障害
　突然激しい不安感や恐怖に襲われ、動悸がしたり、息苦しくなって「死ぬのではないか」という強い恐怖を感じます。内科で病気の検査をしても、なんの異常も見つかりません。

● PTSD（心的外傷後ストレス障害）
　災害や事故、性暴力、虐待など、過酷な体験のあとに表れるさまざまな精神的・身体的症状をいいます。

PART3 最初から双極性障害と診断されないことが多いものです

双極性障害を専門に診るのは、精神科です

双極性障害を疑って受診を考えたときに、
精神科にかかることにためらいを感じる人も多いかもしれません。
しかし、双極性障害を専門にしているのは精神科です。

●受診する医療機関の医師が精神科の専門医かどうか知りたいときは……
日本精神神経学会、専門医・指導医名簿のサイトで調べることができます。日本精神神経学会の専門医であれば、経験のある精神科医と考えて間違いないでしょう。医師の名前でも検索できます。
https://www.jspn.or.jp/modules/senmoni/

●双極性障害に詳しい専門医を探すときは……
日本うつ病学会「双極性障害委員会」のサイトで探すことができます。双極性障害委員会のメンバーおよびフェローのリストを見ることができるほか、双極性障害の情報も掲載されています。
http://www.secretariat.ne.jp/jsmd/sokyoku/

適した治療を受けるためには、精神科の医療機関を受診しましょう

双極性障害をはじめとして、うつ病や統合失調症、薬物・アルコール依存症などの精神疾患を専門に診るのが精神科です。精神科の医療機関は、ほかに「メンタルクリニック」「神経科」「精神神経科」などと書かれている場合もあります。

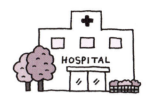

「心療内科」と書かれている場合は、内科なのか、精神科なのか、よく見極める必要があります。

心療内科は内科の一部門です。ストレスで生じた内科の病気に対して、心身の両面から診ていく診療科なので、双極性障害は専門外です。ただし、「精神科」と看板を出すと敷居が高いと感じる患者さんも多いため、精神科医が開業しているクリニックでも「心療内科」を標榜する場合が少なくありません。

専門医かどうかを要チェック

反対に、「メンタルクリニック」や「精神科」と標榜していても、十分な経験のある精神科医がいないクリニックもあります。

受診しようと思っている医療機関の医師が精神科の専門医かどうか知りたい場合は、受診機関のホームページで確認するか、左ページのサイトを参考にしてみると良いでしょう。また、地域の精神保健相談などを利用するのも１つの方法です。

PART3　最初から双極性障害と診断されないことが多いものです

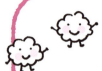

躁状態では、入院設備のある医療機関へ

精神科とひと口に言っても総合病院や
大学病院の精神科、専門の精神科病院、
メンタルクリニックなど、いろいろあります。
選び方のポイントを押さえましょう。

自分に合った医療
サービスを受けられる
医療機関を選ぶこと
が大切だニャ。

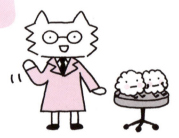

はじめて激しい躁状態になったとき

　激しい躁状態は、外来での治療は困難です。ことにはじめて激しい躁状態になったときは、患者さんは興奮している一方、病識も乏しく、放っておけば本人の不利益になってしまうということを理解してもらうのが非常に難しい状態です。単科の精神科病院であれば、どうしても必要な場合には行動を制限することのできる設備も整っており、興奮した患者さんにも適切に対応してくれるでしょう。

双極Ⅰ型と診断された人は

　今がうつ状態であっても、急に激しい躁状態になって入院が必要になる可能性があります。治療を受けるなら、精神科病院、総合病院・大学病院の精神科や、このような病院と連携できる専門医のいるメンタルクリニックを選んだほうがいいでしょう。

双極Ⅱ型と診断された人は

　入院が必要になる躁状態が見られない双極Ⅱ型の人は、経験を積んだ精神科医が診療しているメンタルクリニックで治療できます。

＊＊＊

　いずれの場合も入院治療が必要となったときに、どのような入院先を紹介してもらえるか、事前に聞いておくと安心です。

PART3 最初から双極性障害と診断されないことが多いものです

病気を受け入れるまでに葛藤があって当然です

双極性障害と診断されたとき、
簡単に病気を受け入れられないのは、ごく普通のことです。
でも、治療の第一歩は、
病気と向き合うことから始まります。

> 病気について正しく知れば、双極性障害はもう怖くニャいのだ。

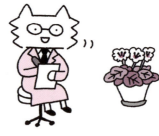

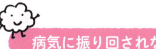

病気に振り回されないために必要なこと

「双極性障害」と診断された当初は「まさか、自分が精神疾患にかかるはずがない」と病気を否認したくなるでしょう。

「なぜ自分がこんな目に遭うのだろう」と絶望や無力感にかられる人もいるでしょう。突然のことに病気を受け入れられないというのは、誰にでも起こる自然な感情です。

しかし、「あのときはちょっとハイになっていただけ」といつまでも病気を受け入れずにいると、結局病気に振り回される人生になってしまいます。

まったくの健康体で病気を1つももたない人はいません。たまたま「双極性障害」という病気になっただけで、それは糖尿病や高血圧などとなんらかわりないのです。

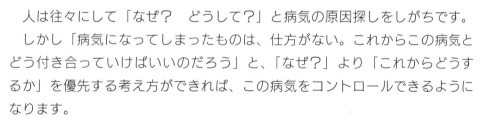

「なぜ？ どうして？」よりも「これからどうするか」を考える

人は往々にして「なぜ？ どうして？」と病気の原因探しをしがちです。

しかし「病気になってしまったものは、仕方がない。これからこの病気とどう付き合っていけばいいのだろう」と、「なぜ？」より「これからどうするか」を優先する考え方ができれば、この病気をコントロールできるようになります。

病気をコントロールして症状を抑えられれば、結婚も出産も、仕事も普通にできます。

受診のこと、ここが知りたいQ＆A

Q1 双極Ⅱ型と診断されたが間違いない？

A 前述のように、双極Ⅱ型の概念が広がり双極Ⅱ型障害と診断されることが増えました。主治医に、自分はⅠ型に近いⅡ型なのか、うつ病に近いⅡ型なのか、パーソナリティ障害に近いⅡ型なのかを尋ねて、特徴を把握しておくと良いですね。

Q2 誤診ではないかと心配。主治医に上手く伝えるには？

A 「誤診」と決めつけずに、「自分の症状は〇〇という病気に似ているようで心配なんです」と、気持ちを率直に伝えると良いと思います。主治医は、診断の根拠を説明してくれるでしょう。それでも納得できなければ「ほかの先生の意見も聞いてみたいのですが」と主治医に伝えてセカンドオピニオンを受けるのも1つの方法です。

Q3 セカンドオピニオンを受けたいけれど、主治医が気を悪くしないか心配

A 確かに、セカンドオピニオンを受けることを申し出たら怒りだした、という場合もあるかもしれません。しかしそのような医師とは、そもそも信頼関係を結ぶのが難しいかもしれません。

なお、患者さん自身も診断に納得がいかないからと、転々と病院をかえる「ドクターショッピング」をするのは賢明ではありません。治療に結びつかず病気を長引かせるだけです。セカンドオピニオンで、同じ診断を受けたら、病気を受け入れる勇気が必要です。

Q4 家族も一緒に受診したほうが良い？

A 躁状態のときは、本人は絶好調ととらえているので、病気の認識がありません。

医師が正しい診断をするには、いつもと違う様子が「いつごろ、どのように、どのくらい続いたか」という客観的な家族の情報が大変参考になります。

Q5 本人は受診拒否。内科の検査と偽って受診させても良い？

A 「専門の先生に診てもらおう」などと、ぼかして説明するくらいなら大丈夫かもしれませんが、「内科へ行こう」などと本人をだまして病院に連れて行くことは絶対にやめてください。二度と家族を信用しなくなってしまいます。また民間の救急サービスなどを利用し、本人の意思を無視して強制的に病院に連れて行くことは人権侵害であり、あとになって大きなしこりを残すことになります。

暴力行動を起こしているときは、本人の訴えに耳を傾けて落ち着かせます。それでも興奮がおさまらなければ、警察官の助けが必要なときもあります。警察官が必要と判断し、精神鑑定を受けると、措置入院などの非自発的な入院となる場合もあります。

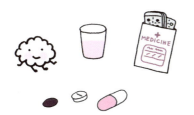

Q6 躁状態の本人をなんとか受診させる方法はありませんか？

A 説得するときの心得は、PART 7（p.144参照）でもお話しますが、本人の体のことを心配している点を強調して根気よく説得してください。それでも受診を聞き入れてくれない場合は、まず家族が精神科を受診して、病院の精神科ソーシャルワーカー（精神保健福祉士）と受診させるための方策を相談しましょう。

Q7 本人抜きで医師と話がしたいのですが……

A 一緒に診察室に入って、途中で本人だけ外に出てもらうのは難しい場合があります。

一番スムーズな方法は、家族と本人が一緒に病院に行き、最初に本人だけで診察を受け、次に交代して、家族だけで主治医に症状を説明することです。

実際には思い通りにいかないことも多々ありますが、予約時に電話で、あるいは受診時に受付でその旨を伝えてみると良いかもしれません。

COLUMN 3

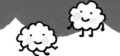

双極スペクトラムって何？

　スペクトラム（Spectrum）とは、英語で虹のような連続体のことを意味します。虹には、はっきりとした色の境界線はなくて1つの色がだんだんつながってほかの色になっていきます。
　双極性障害の場合も、うつ病、双極Ⅱ型、双極Ⅰ型の間がはっきり分かれるわけでなく、連続的なのではないか、というのが双極スペクトラムの考え方です。
　今はうつ病と診断されているけれど、双極性障害に発展しそうな特徴が多く、実際、その後躁や軽躁状態が表れて、双極性障害に診断が変更になる場合があります。このような場合、最初の状態は、双極スペクトラムのうつ病であった、というふうに考えられます。

うつ病 → 双極Ⅱ型 → 双極Ⅰ型

PART 4

原因やきっかけは あるのでしょうか？

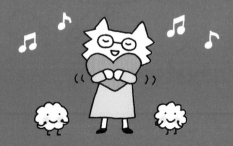

PART4 原因やきっかけはあるのでしょうか？

ストレスは病気発症や再発のきっかけの１つです

ストレスは双極性障害の
直接の原因ではありません。
しかし発症や再発の引き金になるのは確かです。
ストレスに気をつけましょう。

これからいろいろ大変だ、と心の準備をしておくだけでストレスは減るんだニャ。

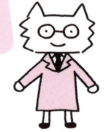

ストレスはあって当然

　私たちは毎日少なからずストレスを感じながら生活していますが、それらのストレスから回復する力ももっていますし、ストレスがないのもストレス、というくらいで、多少のストレスはあるのが普通です。しかし、回復する間もなく、次々とストレスが続くと、なかなかもとに戻りにくくなってしまいます。こうなると、病気の発症のきっかけとなったり、再発の引き金となったりします。

「ストレス対策」を立てて、再発リスクを回避しましょう

　学校や職場、家庭での人間関係や不満、失望、挫折など、日常のさまざまなことがストレスになりますが、就職や結婚、昇進といった良いことでも、それがきっかけで発症したり再発したりする人も少なくありません。

　私たちの体が一人ひとり違うように、ストレスの受け止め方も人によって違います。同じ状況でも、ある人はストレスと感じずにやり過ごしてしまうこともあれば、大きなストレスと感じる人もいます。

　双極性障害の再発を防ぐためには、自分はどのようなことにストレスを感じやすいかを知っておき、ストレスを事前に予測して心の準備をしておくこと。また、つい「すべて」か「無」かで物事をとらえやすいなど、「自分の考え方のくせ」を知って、考え方を工夫することも必要です（認知行動療法／p.114参照）。事前にストレス対策を立てておくことで、再発の危機を上手に回避することができるでしょう（p.128参照）。

PART4 原因やきっかけはあるのでしょうか？

生活リズムの乱れや睡眠不足も大きなきっかけに

人間関係のストレスだけでなく、
生活リズムや睡眠の乱れなど
体の変化にも注意が必要です。

> 日常生活のリズムを保つことは大事だニャ。

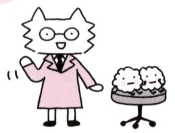

日常で気をつけたいのは生活と睡眠のリズムを守ること

　双極性障害を悪化させる要因の１つに、生活リズムの乱れがあります。

　夜ふかしや徹夜をすると、体内時計のリズムが乱れて、再発の引き金になるので注意してください。

　休日や正月などは、つい夜ふかしや朝寝坊をして生活リズムを崩しがちですが、あまり大きくリズムを乱すのは考えものです。

　また、時差の大きい海外旅行も体内時計のリズムを崩すきっかけになります。特に東に向かう場合、体内時計を合わせるのが難しく、躁になりやすいという説もあります。時差を伴う海外旅行や海外出張は特に注意が必要です。

　たった一晩の徹夜でも、躁転（急激に躁状態になること）の引き金になることもありますので、徹夜は禁物です。

大勢の人の集まる場所も刺激になります

　また、大勢の人が集まるといった社会的な刺激にも注意してください。正月や、親戚の集まりなどがきっかけで再発することもあります。そのほか同窓会やパーティー、イベントなど人が大勢集まる状況も、刺激が強すぎる場合があります。

　特に躁状態になりそうな兆候があるときは、人が集まる場所に行くことは避けたほうが良いでしょう。

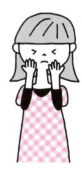

PART4 原因やきっかけはあるのでしょうか？

③ 双極性障害はなぜ起こるのか①

脳画像や薬理学の研究から わかってきたこと

双極性障害の原因を解明し、
より正確な診断や、よりよい治療につなげるために、
今、この瞬間も世界中で
双極性障害の研究が行われています。

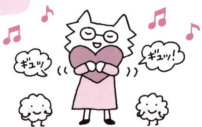

研究が進み、より副作用が少ない新薬が開発される日が待たれるニャ。

これまでにわかった各分野の研究成果

　双極性障害で見られる躁やうつの症状は、脳内の神経伝達物質の変化によって引き起こされると考えられていますが、その原因については、現時点でははっきりしたことはわかっていません。しかし、原因究明に向けてさまざまな研究が進められています。

●頭部MRIで確認される脳の形（脳画像）

　頭部MRIなどの脳画像法の進歩によって、さまざまな研究が行われた結果、双極性障害の患者さんの脳では、脳の一部の体積に変化が見られることが報告されています。

　日本で行われた多施設共同研究により、双極性障害の人の脳はうつ病の人と比べて、感情をコントロールする前部帯状回といわれる部分と実行機能などにかかわる左右の背外側前頭前皮質の体積が小さくなっていると報告されました。しかしながら、健常者と比べて体積が変化している部位は、うつ病の患者さんとかなり類似しており、MRIだけで診断につなげることはまだまだ難しいようです。

●気分安定薬には神経細胞の保護作用がある（薬理学）

　薬理学の研究から、双極性障害の治療に使われる気分安定薬のリチウム（p.94参照）には、脳の神経細胞を保護する作用があることがわかっています。神経細胞を保護する作用により、双極性障害への治療効果があると考えられます。

　作用メカニズムを解明することにより、より効果的で副作用が少ない新薬の開発につながることが期待されます。

PART4 原因やきっかけはあるのでしょうか？

 4 双極性障害はなぜ起こるのか②

血液細胞、遺伝学の研究からわかってきたこと

血液から双極性障害の原因を調べる研究では、細胞内のカルシウム濃度に着目。遺伝学では、「デノボ点変異」が発症にかかわっている可能性があることがわかってきました。

> 原因が解明されれば、きっと双極性障害が心の病という誤解もなくなるはずだニャ。

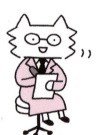

これまでにわかった各分野の研究成果

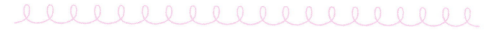

●モノアミン仮説
　躁状態やうつ状態に作用する薬は、快楽や意欲などにかかわるドーパミン、抑うつ、不安、衝動性などにかかわるセロトニンなど、モノアミンと呼ばれる一群の神経伝達物質に影響することから、躁状態やうつ状態では、これらのモノアミンが変化しているという仮説もあります。しかし、これらがなぜ変化してしまうのかが問題です。

●細胞内のカルシウム濃度の上昇
　双極性障害の患者さんの血小板を調べた研究で、細胞内のカルシウム濃度が高いことがわかりました。カルシウムは、神経細胞のつながりを調節したり、神経細胞から神経細胞へと情報を伝達する役割をもつ神経伝達物質を出すときに作用します。通常では細胞内のカルシウム濃度は低く保たれていますが、カルシウム濃度の調節が上手くいかないために、細胞内のカルシウム濃度が高まりやすく、これによって神経細胞の働きが変化して、病気が発症する可能性が考えられます。

●遺伝病ではないことは確かです（遺伝学）
　双極性障害は遺伝病（この遺伝子があれば必ず子どもに遺伝するという病気）ではないことがわかっています。双子の研究では、一卵性双生児の場合2人ともが双極性障害になる確率が約4〜7割と高いことから、なんらかの遺伝子が関係しているのは間違いなく、細胞膜のカルシウムチャネルや、不飽和脂肪酸をつくる酵素など、さまざまな遺伝子との関連が報告されています。また、近年のゲノム解析技術の進歩により、理化学研究所脳神経科学研究センター　精神疾患動態研究チームを中心とする共同研究により、両親に変異はなく子どもだけに変異が表れる「デノボ点変異」と呼ばれる突然変異が発症にかかわっている可能性が見つかりました。こうした研究を続ければ、原因となる遺伝子が特定されると期待されます。

PART4 原因やきっかけはあるのでしょうか？

 5 双極性障害の研究最前線

脳では何が起きているのでしょうか

最新研究から、脳の視床室傍核(ししょうしつぼうかく)という部位が双極性障害の原因にかかわっている可能性が指摘されています。

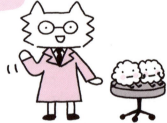

研究が進み、双極性障害が完治できる日が来ることを信じているニャ。

ミトコンドリアの機能障害に着目

　理化学研究所脳神経科学研究センター 精神疾患動態研究チームは、これまで細胞内のカルシウム制御にもかかわっているミトコンドリアの機能障害に着目した研究を進めてきました。脳にミトコンドリア機能障害をもつマウスをつくった結果、このマウスが、双極性障害とよく似た行動変化を示すことをあきらかにしました。

脳のどの場所で異常が起きているのか

　また、同研究チームは、このマウスを使った研究からミトコンドリア機能障害のある部位を探しました。その結果、「視床室傍核」という脳部位にミトコンドリアDNAの変異が蓄積していることがわかりました。現在、双極性障害の患者さんに視床室傍核の障害が認められるかどうかの研究が進められています。

　双極性障害は客観的な診断法がなく、現時点では躁状態が表れるまでは、うつ病と診断するほか手立てがありません。治療には第一選択薬であるリチウム（p.94参照）が有効であるものの、原因に基づく画期的な新薬がつくられていないのが現状です。双極性障害のメカニズムが解明できれば、脳画像や血液検査など客観的な診断法や副作用の少ない治療薬の開発などにもつながっていきます。

　今後の研究の進展が待たれます。

PART4　原因やきっかけはあるのでしょうか？

受診のこと、ここが知りたいQ＆A

Q1 双極性障害の発症は、親の育て方などが関係していますか？

A 生育環境は、双極性障害の経過には影響するといわれていますが、パーソナリティ障害やうつ病のように、直接発症に影響するわけではないと考えられています。

Q2 病気原因の1つにカルシウムの問題が出てくるが、カルシウムの多い食事をすれば良いの？

A 双極性障害と関係があるといわれているのは、細胞内のカルシウム濃度です。細胞内はほとんどカルシウムがない状態に保たれているので、食事の影響は受けません。

Q3 病変部を突き止めるのは、それほど難しいことなの？

A 精神疾患の原因が不明なこともあって、患者さんが亡くなった折に、病理解剖で脳を調べる機会は多くありません。そのため、ブレイン（脳）バンクに生前から登録していただくなどして、精神疾患の原因解明に協力してもらっています。健康な人の脳と比較して研究する必要があるため、精神疾患のない人の協力も必要です。脳の病気の原因解明・治療法開発のためのブレインバンクについては、下記のホームページをご覧になってください。
・http://www.fmu-bb.jp
・http://www.brain-bank.org

Q4 そもそも双極性障害が発症しないように予防できますか？

A 気分安定薬のリチウムの服用や精神療法など、双極性障害の再発予防に対する方法は確立しています。
　発症のメカニズムがまだ解明されていないため、残念ながら発症予防法は確立していませんが、早期に診断を受けて再発を予防すれば、社会的なダメージを受けることなく、普通に生活していくことが可能です。

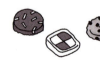

薬と心理・社会的治療が治療の両輪です

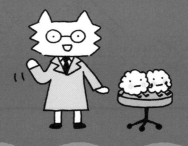

PART5 薬と心理・社会的治療が治療の両輪です

目標は再発を防いで普通の生活を送ること

双極性障害の特徴は、治療により
躁状態とうつ状態がおさまれば、
普通の生活が送れることです。
再発予防が重要課題です。

> 再発予防のポイントは2つ。病気と向き合い、薬を飲み続けることニャんだ。

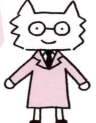

再発予防には、薬物療法の継続が大きなポイントです

　躁状態でもうつ状態でもない普通の状態を寛解期といいます。躁やうつがおさまったあと、この寛解期をいかに維持するかが、治療の大きな課題です。言い換えれば、寛解期に薬を欠かさず服用して再発を防ぎ、患者さんがもとの状態とかわりない生活を送れるようになることが、双極性障害治療の最終目標になります。

　薬の服用は長期にわたって必要ですが、薬の服用を続けていれば、再発しにくく、再発したとしても軽い症状ですみます。

病気と向き合う気持ちがあれば、必ず病気をコントロールできます

　無症状になった寛解期に予防のために薬を飲み続けることは、簡単なことのようで、並大抵のことではありません。特に、患者さん自身が病気と向き合う心構えができていないと、「もう大丈夫」とか「薬の副作用が心配」などといった理由で薬の服用をやめてしまいがちです。

　また、うつ病は治したいけれど、躁や軽躁状態は自分にとって心地よい状態なので治したくないと思う人もいます。そうなると、治療で回復できるチャンスをみすみす失ってしまうことになります。

　躁状態になれば、自ら治療しようという気持ちがもてなくなります。双極性障害は普段から病気に対する自覚と知識をもち、再発の予兆を知ることがほかのどんな病気よりも大切なのです（p.124、142参照）。

PART5 薬と心理・社会的治療が治療の両輪です

❷ 中心は薬物療法。心理・社会的治療も治療の柱

薬で病状をコントロールしながら
心理・社会的な面からも治療を行います。
生活のリズムを保つことが、病状の安定につながります。

> 毎晩決まった時間に寝て、睡眠を十分にとるだけでも効果があるんだニャ。

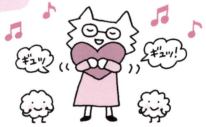

薬物療法と心理・社会的治療の組み合わせによる相乗効果

　双極性障害の治療の中心は、薬物療法です。メインとなるのが気分安定薬で、代表的なのがリチウム（p.94参照）です。ほかにラモトリギン、バルプロ酸、カルバマゼピンなども用いられます（p.100参照）。また気分安定薬に加えて、非定型抗精神病薬（p.102参照）も使います。

　再発を防ぐためには、薬物治療に加えて病気に対する理解を深め、対処するための心理・社会的治療も重要な柱です。心理・社会的治療には、病気を受け入れ理解を深めるための心理教育（患者さんの視点から見れば疾患学習）やストレス対処法、対人関係・社会リズム療法、認知行動療法などがあります。また、睡眠や生活リズムを安定させることも大事です。

《薬物療法》
- **気分安定薬**：躁、うつの再発防止に効果がある。第1選択薬のリチウムを基本とし、ほかの薬を組み合わせる。気分安定薬どうしを併用する場合もある（p.100参照）。
- **非定型抗精神病薬**：躁状態やうつ状態、幻聴、妄想などに有効。鎮静効果もある（p.102参照）。
- **その他、抗不安薬（睡眠薬）等**：必要に応じて処方される（p.104参照）。

＋

《心理・社会的治療》
- **心理教育**：病気や薬の性質を理解し、病気と向き合う。再発の予兆を自分自身で把握することも目標となる。
- **対人関係・社会リズム療法**：毎日の活動時間やそのときの周囲の状況を記録することによって、生活の乱れやストレスに気づき、これを修正していく（p.110参照）。
- **認知行動療法**：その人の思い込みで判断してしまう「考え方のくせ」に気づき、修正していく（p.114参照）。

《睡眠・生活リズムを安定させる》
十分な睡眠と規則正しい生活を心がけることが再発予防につながる（p.126参照）。

PART5 薬と心理・社会的治療が治療の両輪です

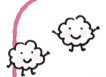

薬物療法は気分安定薬を中心に使っていきます

双極性障害に有効な薬は、躁とうつの
波を安定化させる気分安定薬です。
病状が落ち着いたら、
薬の種類を減らしていきます。

> 薬物治療の基本となる気分安定薬を、しっかり理解して使うことが大切ニャんだ。

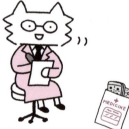

気分安定薬を基本に、抗精神病薬を併用して使うことも

気分安定薬は、躁とうつの再発を予防、あるいは波を小さくする作用があります。気分安定薬が双極性障害の治療の基本となりますが、即効性が期待できないため、躁状態になってすぐに症状を抑えたいときなどは、多くの場合、最初から鎮静作用の強い非定型抗精神病薬（p.102参照）を併用します。また、うつ状態にも非定型抗精神病薬を用います。

双極性障害では抗うつ薬だけの治療は、推奨されていません

うつ病の治療に使う抗うつ薬は、双極性障害の診断がついているときは、基本的に使いません。特に古いタイプである三環系抗うつ薬は、双極性障害を悪化させるリスクがあるために、使うべきではないとされています。

実際の臨床の現場では双極Ⅱ型のうつ状態のときに、気分安定薬と併用してSSRIなどの新しいタイプの抗うつ薬が使われることもしばしばあるようです。

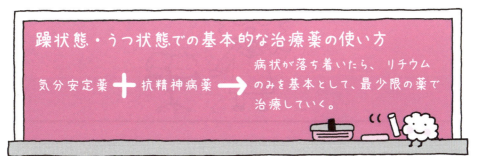

4 気分安定薬①

治療の主役はリチウムです

リチウム（商品名：リーマス）は、症状コントロール、再発防止、自殺予防にも有効な薬。ただし、使い方に注意が必要です。

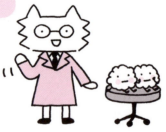

リチウムといえばリチウム電池が思い浮かぶかも。双極性障害治療の第1選択薬ニャんだ。

躁・うつの治療や再発の予防、自殺予防にも有効な万能薬

　双極性障害の気分安定薬の主役となるのがリチウムです。

　リチウムは、天然に存在するミネラルです。人体にもごく微量に存在しています。

　なぜ、リチウムが双極性障害に効くのかは諸説あり、現時点ではいまだ解明されていません。しかし多くの双極性障害の患者さんが、この薬に救われてきました。

　リチウムの最大の特徴は、双極性障害の症状を弱め、再発を予防することですが、自殺を予防するという作用もあります。

メリットも大きいが、使い方が難しい薬

　一方でリチウムは使い方が難しい薬でもあります。1つは副作用が多いこと。もう1つは、次のページでもお話しますが、リチウムは治療量と中毒量が近いので、体調の変化や薬の併用で血中濃度が高まると、副作用が出たり、中毒状態が起きたりする可能性があります。

　また、特に女性の場合、甲状腺機能低下症になりやすいといった副作用も出やすく、妊娠の可能性がある場合は使えないので注意が必要です。

　そのほか、リチウムの服用で細菌感染時に増える白血球が非常に増えることも知られています。白血球が増えることに問題はありませんが、内科の検査などで白血球が非常に多いとほかの病気に間違えられることがあるので、そのことを知っておくと良いでしょう。

PART5 薬と心理・社会的治療が治療の両輪です

⑤ リチウムと上手に付き合うために

リチウムは、付き合いにくい薬であることは確かですが、
問題点を知って注意深く使って
効果を十分に引き出せば、大変有効な治療薬です。

> 副作用や中毒の症状を知っていれば、いざというとき素早く対処できるんだニャ。

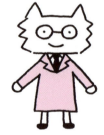

定期的に血液検査をして、リチウムの濃度を測定します

　リチウム中毒を起こさないように、医師は定期的にリチウムの血中濃度を測定し、安全な濃度になっているか確認しながら治療していきます。
　患者さん自身もまた、飲み始めに出る副作用と中毒症状を理解して、気になる症状が出たらすぐ主治医に相談できるようにしておくことが大切です。

マイナス面があっても、リチウムと付き合う努力をしてください

　リチウムの副作用が気になって、服薬をやめてしまう人がいます。しかし、病気が再発するかどうかで、その人の人生が大きくかわってしまいます。リチウムは、双極性障害の再発をもっとも予防できる薬であることはさまざまな科学的な根拠で示されています。一度の副作用で服用をやめてしまうのはあまりにももったいないといえます。副作用が気になるときは、まず、主治医に相談してください。少量から始めてみる、あるいは服用方法をかえてみるといったことで、副作用が軽減できる場合もあります。簡単に服用をあきらめずに、医師に十分に相談してください。

●**飲み始めに出る副作用**：下痢、食欲不振、のどが渇いて多尿になる、手が震える、など　➡
マイナス面があっても簡単にあきらめずに、飲み方の工夫で対応できないか、主治医に相談を。

●**注意したいリチウムの中毒症状**：激しい脱力・下痢・嘔吐、傾眠（うとうとする）、錯乱、筋肉がピクピクしたり異常な動き、言葉のもつれなど。重症になると、けいれん、不整脈、昏睡など。命にかかわることもある。　➡
服用を中止して、ただちに主治医の診察を受ける。

PART5 薬と心理・社会的治療が治療の両輪です

リチウム服用中に日常生活の中で注意したいこと

リチウムは服用量の安全域と中毒域が近接しているため、体調の変化などで血中濃度が高まり中毒状態におちいることも。注意が必要です。

> リチウムはとてもデリケートな薬だということを、心にとめておいてほしいんだニャ。

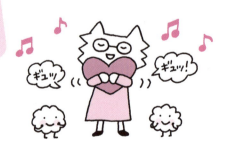

服用中、普段から気をつけること

適量を飲んでいても、体調の変化などでリチウムの血中濃度が高くなることがありますので、次のことに注意しましょう。

●風邪薬や痛み止めなどの飲み合わせに気をつける

　リチウムはほかの薬との飲み合わせに注意が必要です。特に注意したいのが、風邪をひいたときや痛みがあるときなどに飲む消炎鎮痛薬（非ステロイド性抗炎症薬）と呼ばれるロキソプロフェンナトリウム（商品名：ロキソニン）などや高血圧の薬、利尿剤などです。

　ほかの診療科でも薬をもらっている場合、同じ院外処方薬局で処方してもらえば、一緒に飲むと危険な薬かどうかをチェックしてくれるでしょう。

　そのためにもなるべくかかりつけの薬局を決めて、内科や外科など他科の薬も同じ薬局で処方してもらいましょう。また、市販薬を買うときも、念のため薬局で相談して薬の飲み合わせの確認を。

●脱水症や食事抜きにも要注意

　脱水症になると、水分と塩分の不足により血中濃度が上がってしまいます。注意したいのが夏場の脱水症状ですが、そのほかにも、風邪などで熱が上がったときや、細菌性胃腸炎などで下痢・嘔吐があるときなども、体から水分が奪われて脱水状態になりやすいので注意が必要です。

　また、食事を抜いたり極端なダイエットでも、体内の電解質のバランスが崩れて血中濃度が高くなることがあるので注意しましょう。

　脱力や下痢・嘔吐などリチウム中毒（p.97参照）と考えられる症状が表れた場合は、ただちに主治医の診察を受けてください。

PART5 薬と心理・社会的治療が治療の両輪です

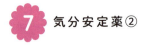

7 気分安定薬②

リチウム以外の気分安定薬

薬には症状との相性があります。
リチウムで効果が得られないときは
主治医に相談し、ほかの気分安定薬を試して
自分に合った薬を見つけましょう。

> 自分に合った薬が見つかるはず。最初の気分安定薬で十分な効果が得られなくてもあきらめニャいで。

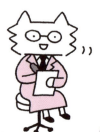

症状のタイプによって、薬を使い分けます

　リチウムは典型的な躁状態の人にはよく効くのですが、例えば混合状態（p.30参照）など、症状のタイプによっては効果が見られにくい場合があります。そのような場合は、以下の気分安定薬を使っていきます。どの薬も、もともとは抗てんかん薬ですが、双極性障害の治療に対する有効性が確認され、気分安定薬として使われています。2、3種類の気分安定薬を併用して治療していくことも少なくありません。

●ラモトリギン（商品名：ラミクタール）

・**特徴**：特にうつ状態の再発予防に有効。双極Ⅱ型の人にも効果が期待できます。うつ予防には、リチウムとラモトリギンの併用も効果的。双極性障害の維持療法（再発予防のためにしばらく薬の服用を続けること）の保険適用をもつ唯一の薬です。急速交代型（p.17、34参照）の人にも有効だといわれています。

・**副作用**：まれにスティーブンス・ジョンソン症候群[※]など
　※突然の高熱とともに、全身の皮膚と粘膜に発疹と水ぶくれを生じる重篤な薬疹。ただちに病院へ。

●バルプロ酸（商品名：デパケンなど）

・**特徴**：躁状態に高い有効性があります。混合状態（p.30参照）の人にも有効だといわれています。

・**副作用**：吐き気、食欲不振など消化器系の症状、高アンモニア血症[※]など
　※体内にアンモニアという有害物質がたまってしまう重い副作用。意識障害などが見られたときはただちに病院へ。

●カルバマゼピン（商品名：テグレトール）

・**特徴**：躁状態に有効。予防にも使われることがあります。

・**副作用**：白血球減少症、まれにスティーブンス・ジョンソン症候群など

PART5 薬と心理・社会的治療が治療の両輪です

気分安定薬と一緒に使う抗精神病薬

もともとは統合失調症の治療で使われてきた
非定型抗精神病薬の中に、双極性障害の躁状態、うつ状態にも
有効なものがあることから、
双極性障害の治療に使われます。

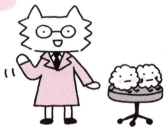

双極性障害にも非定型抗精神病薬が使われているんだニャ。

双極性障害で使われる主な非定型抗精神病薬

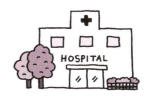

抗精神病薬には、第一世代の定型抗精神病薬と、第二世代の非定型抗精神病薬とがあり、現在は非定型抗精神病薬が主流になっています。

双極性障害の治療でよく使われる非定型抗精神病薬には、クエチアピン（商品名：セロクエル、ビプレッソ）、オランザピン（商品名：ジプレキサ）、アリピプラゾール（商品名：エビリファイ）などがあり、いずれも躁状態に対して大きな効果を発揮します。

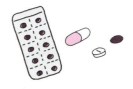

さらにオランザピン、アリピプラゾール、クエチアピンは再発予防効果が、クエチアピン、オランザピンは抗うつ効果も期待できます。非定型抗精神病薬の副作用には、体重増加や血糖値の上昇などがあります。

双極性障害のうつ状態に有効な新薬が登場

2017年に、双極性障害のうつ状態に効果がある新薬「クエチアピンフマル酸塩徐放錠」（商品名：ビプレッソ徐放錠50mg、150mg）」が発売されました。非定型抗精神病薬の1つであるクエチアピン（商品名：セロクエル）は、双極性障害の治療に使う場合は保険適用外ですが、このビプレッソは双極性障害に対する適用が認められて、健康保険で使えるようになりました。

1日1回の服用ですみ、効果が早く表れるのも大きなメリットです。薬の作用に体を慣らすため、50mgから服用し、2日以上間隔をあけて150mg、200mgと増量していきます。眠気と血糖値の上昇が主な副作用です。

PART5　薬と心理・社会的治療が治療の両輪です

9

治療の補助的に使われる薬

症状によっては、抗不安薬や
甲状腺ホルモン薬を使うことも。
抗不安薬は依存のリスクがあるので、
漫然と飲み続けないことが大事です。

抗不安薬の減薬は必ず医師の指導の下でゆっくりと行うことが大事ニャンだ。

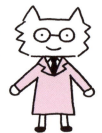

抗不安薬は、症状緩和のために一時的に用いられます

　代表的なものに、ジアゼパム（商品名：セルシン）、ロラゼパム（商品名：ワイパックス）といった、ベンゾジアゼピン系と呼ばれる薬剤があります。

　双極性障害の患者さんには、例えば、躁やうつ状態で不安や落ち着かないときに鎮静のために一時的に処方されたり、不眠でつらいときに睡眠導入剤として処方されたりするなど、薬剤のもつ作用によって使い分けられます。

　ただし、あくまでもつらい症状をやわらげるための対症療法として用いられるものです。双極性障害を本質的に改善する作用はありませんから、漫然と飲み続けるのは良いこととはいえません。長く飲み続けると依存になったり、急にやめると眠れなくなったりするなどの問題も出てくるからです。また、抗不安薬を長期にわたり使うことは双極性障害の経過を悪化させるという説もあるので、やはり長期間に使うべきではありません。

　症状が落ち着いたら、主治医と相談しながらゆっくりと服用を中止してください。そうして不要な薬を減らし、最終的には必要最少限の気分安定薬で治療していくことが基本です。

必要に応じて甲状腺ホルモン薬が処方されます

　リチウムの副作用として、甲状腺機能低下症が起こった場合に処方されます。また甲状腺ホルモン薬は、年に4回以上躁やうつをくり返す急速交代型（p.17、34参照）の人に対しても有効性があると報告されています。

PART5 薬と心理・社会的治療が治療の両輪です

双極性障害に使われる主な治療薬

○=有効性を示すエビデンスあり、△=有効性を示唆するエビデンスあり、
×=有効性のエビデンスなし、（適用外）=保険適用外

薬品名 (商品名)	躁	うつ	予防 維持療法	特徴	主な副作用
【気分安定薬】					
リチウム (リーマス)	○	○ (適用外)	○ (適用外)	治療の第1選択薬。躁状態、うつ状態の改善、予防すべてに有効。躁状態において典型的な症状を示す人によく効くといわれている。	手の震え、口の乾き、食欲不振、下痢、腎臓障害、甲状腺機能低下症など。
バルプロ酸 (デパケンなど)	○	× (適用外)	△ (適用外)	躁状態に高い有効性があることが知られている。混合状態の人にも効くといわれている。	吐き気や食欲不振など消化器系の症状、高アンモニア血症など。
カルバマゼピン (テグレトール)	○	× (適用外)	△ (適用外)	躁状態に有効。予防にも使われることがある。	スティーブンス・ジョンソン症候群、白血球減少症など。
ラモトリギン (ラミクタール)	× (適用外)	△ (適用外)	○	双極性障害の維持療法に保険適用がある唯一の薬。うつ状態の予防効果が強い。	スティーブンス・ジョンソン症候群など。
【非定型抗精神病薬】					
オランザピン (ジプレキサ)	○	○	△ (適用外)	躁状態とうつ状態の効果がある。予防効果もあるといわれている。	糖尿病を誘発するリスクがある。体重増加など。
リスペリドン (リスパダール)	○ (適用外)	× (適用外)	△ 〔特効性 注射薬 のみ〕 (適用外)	躁状態への効果がある。	パーキンソン症状、アカシジア（じっとしていられない）。
パリペリドン (インヴェガ)	○ (適用外)	× (適用外)	○ (適用外)	特徴はリスペリドンとほぼ同じ。	パーキンソン症状、アカシジア。

薬品名 （商品名）	躁	うつ	予防 維持療法	特徴	主な副作用
【非定型抗精神病薬】					
アリピプラゾール （エビリファイ）	○	× （適用外）	○ （適用外）	躁状態で使う量は、うつ病に使われる量と異なっており、量によって作用がかわってくるので注意。	アカシジア。
クエチアピン （セロクエル） クエチアピンフマル酸塩徐放錠 （ビプレッソ徐放錠）	○ （適用外）	○ （適用外） ○	○ （適用外）	双極性障害のうつ状態に有効。予防効果もあるといわれている。躁状態にも有効。	眠気。糖尿病を誘発するリスクがあるなど。
アセナピン （シクレスト）	○ （適用外）	× （適用外）	× （適用外）	舌下錠。躁状態に効果がある。舌下錠なので苦みや舌のしびれがある。	眠気、アカシジア。
【定型抗精神病薬】					
ハロペリドール （セレネースなど）	○	× （適用外）	× （適用外）	躁状態に対する効果、および幻聴、妄想など精神病症状に対する効果がある。	パーキンソン症状（錐体外路症状）、ジストニア、まれに悪性症候群。
レボメプロマジン （ヒルナミン、レボトミン）	○	× （適用外）	× （適用外）	定型抗精神病薬の中でももっとも鎮静力が強い。	心電図異常や血圧低下などの自律神経への副作用など。
クロルプロマジン （コントミンなど）	○	× （適用外）	× （適用外）	ハロペリドールとレボメプロマジンの中間くらいの薬。	心電図異常や血圧低下などの自律神経への副作用、日光過敏症など。
スルトプリド （バルネチール）	○	× （適用外）	× （適用外）	推奨通りの量だと多すぎるので注意。	パーキンソン症状が強い。
ゾテピン （ロドピン）	○ （適用外）	× （適用外）	× （適用外）	定型抗精神病薬の中では、躁状態に対してもっともよく使われる薬。鎮静作用が強く、誇大性、気分高揚などの中核症状によく効く。	けいれんを誘発するなど。

PART5 薬と心理・社会的治療が治療の両輪です

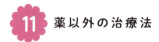

電気けいれん療法

電気けいれん療法（ECT）は、双極性障害のうつ状態に対して大きな効果がある治療法です。薬物療法と比べて即効性があるのも特徴です。

> 麻酔を行って眠っている間に治療するので、不快感や痛みもニャいのだ。

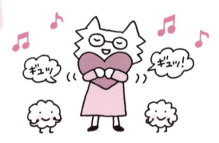

安全で即効性のある治療法です

　双極性障害のうつ状態では、薬物療法のほかに電気けいれん療法（ECT：Electroconvulsive therapy）という治療法があります。ECTは、電極を頭の両側につけて脳に刺激電流を流して、脳の神経細胞を興奮させるものです。古くからある治療法で、統合失調症やうつ病を中心とする精神疾患に広く用いられてきました。安全で倫理的に正しい方法では行われていなかった時代があったこともあり、一時はすたれていましたが、より安全で安心して行われるようにさまざまな改良が施され、現在の方法に至りました。

　名前から怖い感じがするかもしれませんが、現在では、麻酔科医による全身麻酔と呼吸循環管理の下、けいれんを起こさないようにして行う、安全性の高いmECT（修正型電気けいれん療法）が広く行われています。

双極性障害のうつ状態にも効果を発揮します

　ECTは、双極性障害のうつ状態にも効果があるといわれています。また躁状態にも有効だといわれています。即効性があるので、うつ状態で希死念慮と焦燥感が強く自殺の危険が切迫しているときは、積極的に検討されます。そのほか、うつ状態が重くて話もできず、食事もまったくできない昏迷状態のとき、薬ではなかなか良くならないときなどにも用いられます。

　主な副作用としては、頭痛や吐き気が数時間続くことがあります。麻酔等にかかわる事故のリスクもゼロではありません。また施術前後の記憶が一時的に障害されますが、多くの場合は数週間のうちに治ります。

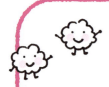

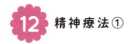

12 精神療法①

対人関係・社会リズム療法

対人関係・社会リズム療法は、
「対人関係療法」と「社会リズム療法」
を組み合わせた治療法です。
再発防止に効果があることが示され、
注目されています。

対人関係の問題や生活リズムを見直すことは、再発予防につながるんだニャ。

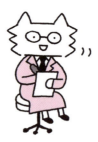

「対人関係療法」は治療者と対話しながら進めていきます

「対人関係療法」では現在の対人関係に注目して、対話の中で治療が進められます。

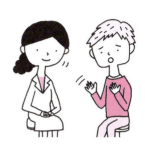

テーマは、①重要な人の死、②対人関係の役割・期待のズレ（例：自分が期待していることを相手がやってくれない）、③役割の変化（例：結婚によって、仕事に加えて家庭での役割が増えた）、④対人関係の欠如（社会からの孤立）から1つ選びます。それぞれのテーマにおいて、自分の感情や症状との関連を考え、どのようにすれば解決できるのかなどを治療者と話し合います。

「社会リズム療法」では生活リズムに注目します

「社会リズム療法」では「ソーシャル・リズム・メトリック（SRM）」という表を用い、起床や食事など毎日の5つの出来事（活動）と、そのときにどれだけの人とかかわったかを記録します（次のページ参照）。記録を継続することで、「生活リズム（活動量）」と「人との接触（刺激）」「自分の気分との関係」がわかり、どのような状態を保てば良いか意識しながら生活できるようになります。

　この療法は、日本ではまだ十分普及していないため、どこでも受けられるわけではないので、詳しく知りたい人は主治医に相談したり、市販の書籍などを参考にしたりするといいでしょう。

「ソーシャル・リズム・メトリック（SRM）」の書き方

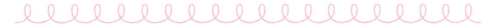

❶起床や仕事、食事など毎日の基本となる5つの出来事（活動）の目標時刻を決めます。毎日それぞれの出来事（活動）について以下を記録していきます。
（1）実際に行った時刻
（2）人との接触（刺激）の数値
　●自分一人だったら「0」　●ほかの人がただそこにいただけなら「1」
　●一緒に食事をするなどの積極的なかかわりがほかの人とあったら「2」
　●ほかの人とのかかわりが刺激的だったら「3」

❷その日の自分の気分はどうだったかを数値で示します。
　●すごく「うつ」だったら「-5」　●すごく「高揚」だったら「+5」

【ソーシャル・リズム・メトリック（SRM）の記録例】

活動	目標時刻	日曜日 時刻	人	月曜日 時刻	人	火曜日 時刻	人
起床	7:00	9:00	0	7:00	0	7:00	0
人との初めての接触	7:05	9:45	1	7:05	1	7:10	1
仕事・学校・家事などの開始	9:00	終日家にいた	1	9:00	3	9:00	2
夕食	19:00	18:00	2	19:30	2	19:00	2
就寝	23:00	22:00	0	23:40	0	23:00	0
気分〔-5〕〜〔+5〕		〔0〕部屋に閉じ込もっていたので、気分は普通。		〔+2〕企画会議で少ししゃべりすぎてハイに。		〔-2〕睡眠不足で気持ちがさえない。	

気分が安定した生活を送るには、生活リズムを一定にすることが大事です。主治医と相談しながら活用してください。

《ポイント！》

毎日の「生活リズム（活動量）」「人との接触（刺激）」「自分の気分との関係」を記録することで、どんなときに生活リズムが崩れやすいのか、人との接触と気分の変化の関係がわかります。生活リズムを整えるために、就寝など、各項目の目標時刻に近づけるようにしましょう。

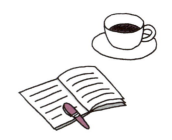

（出典）日本うつ病学会 双極性障害委員会作成のフォーマットに、本書執筆者が記入例を作成。
※表は、日本うつ病学会のホームページ「双極性障害委員会」からダウンロード可能。
http://www.secretariat.ne.jp/jsmd/sokyoku/

水曜日		木曜日		金曜日		土曜日	
時刻	人	時刻	人	時刻	人	時刻	人
7:00	0	7:00	0	7:00	0	10:00	0
7:05	1	7:05	1	7:10	1	10:10	1
9:00	3	9:00	2	9:00	2	終日家にいた	1
20:00	1	19:30	1	19:30	3	18:00	2
23:00	0	23:30	0	0:00	0	22:00	0
〔-3〕仕事でミス。上司に叱責された。		〔+2〕帰宅したら注文した服が届いていた。		〔+3〕彼女と映画を観に行き、一緒にいるだけで楽しく、ちょっとハイな気分に。		〔0〕気分は普通。	

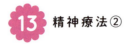

認知行動療法

うつ状態になるとおちいりやすい考え方のくせを自覚して、より客観的な考え方ができるようにするのが認知行動療法です。

《否定的な自動思考のパターン》

❶ **過剰な一般化**：1つのことをすべてにあてはめてしまう。
例：恋人に振られた。私は一生誰からも愛されない人間だ。

❷ **「すべて」か「無」か思考**：物事を「すべて」か「無」かでとらえてしまい、ほどほどの価値観をもちにくくなってしまう。
例：売り上げが目標値にわずかに達しなかった。この仕事は完全な失敗だ。

❸ **感情の合理化**：自分の感情を根拠に物事を決めつける。
例：今回の仕事は気持ち良くできなかったからダメだ。

❹ **心の先読み**：本当はどうなのかわからない他人の気持ちや意図を悪い方向に決めつけてしまう。
例：1時間前に送ったLINEが既読にならないのは、私が嫌われているからだ。

❺ **「〜すべきだ」思考**：自分や他人に対して「〜すべきだ」と決めつける。
例：家族は私の状況を理解すべきだ。

❻ **ラベリング**：客観的に見ることができずレッテルを貼っただけで終わってしまう。
例：自分はダメ人間だ。

考え方のくせを修正していきます

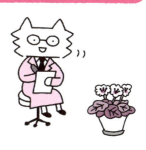

　不快な感情とともに瞬時に頭に浮かぶ否定的な考えやイメージを「否定的な自動思考」といい、左ページのパターンがあります。こうした自分の否定的な自動思考に気づき、少しずつ客観的で合理的な考え方ができるように練習をしましょう。とっさに嫌な考えが浮かんだときは、否定的な自動思考のどのパターンだったか考えてみてください。そのうえで別の考え方（客観的で合理的な思考）ができないか検討し、修正してみましょう。

　「3コラム法」といって以下のような表にすると、考え方の違いがわかり比較しやすくなります。

　認知行動療法を詳しく知りたい人は、主治医に相談を。本やスマートフォンのアプリで学ぶこともできます。

「3コラム法」で考えてみよう

否定的な自動思考 （嫌な考え）	タイプ分け	客観的で合理的な考え
会議の最初の自己紹介で自分だけ紹介内容が簡単すぎた。この会議は完全な失敗だ。	「すべて」か「無」か思考	自己紹介の内容が少ないからといって、特に誰も困らない。これから何度も会議があるのだから、少しずつ知ってもらえば良い。
仕事が終わらない。自分は無能な人間だ。	ラベリング	自分はがんばったが、そもそも仕事が多すぎてほかの人の助けが必要だったかもしれない。

客観的で合理的な考えができるように少しずつ練習していきましょう！

PART5 薬と心理・社会的治療が治療の両輪です

14

治療のここが知りたいQ＆A

Q1 保険適用外の薬とは？

A 薬が保険適用であるとは、国が承認した効能・効果、用法および用量の範囲内で使用する場合をいいます。一方、保険適用内ではない場合、患者さんの全額自己負担となります。

同じクエチアピン（p.107参照）という物質でも、徐放剤であるビプレッソには双極性障害の適用がありますが、セロクエルは統合失調症にしか保険適用がないので、双極性障害に用いる場合は保険適用外となってしまいます。

Q2 リチウムを飲んでも効いている実感がない。本当にこの薬で合っているのですか？

A 確かに、リチウムを服用してすぐ何か効いた感じはしないかもしれません。リチウムの効果が出るまでには1週間以上かかるため、効果よりも副作用が先に表れるのが普通です。しかし、リチウムには、躁状態・うつ状態に対する効果に加え、躁とうつの再発予防効果があります。あせらずに治療を続けてください。

Q3 主治医は中毒が心配だからとリチウムを処方してくれません

A 万が一リチウム中毒が出た場合、患者さんが苦しむので処方は避けたいという主治医の心理が働いたのかもしれません。しかし、定期的に血液検査を行うことでリチウム中毒は防げます。納得のいく治療を受けられるように、リチウムを使ってほしいと主治医に伝えましょう。

Q4 リチウムを使ってほしいと主治医に上手く伝えるには？

A 例えば、「日本うつ病学会のホームページを見たら、第1選択薬はリチウムと書いてあったのですが、私はリチウムを飲まなくていいのでしょうか？」と聞いてみたらどうでしょうか？ 主治医は患者さんが疑問に思うことには、きちんと答えてくれるはずです。もし、「うちは血中濃度が測れないからリチウムは使っていない」といった、納得できない回答であった場合は「リチウムで治療をしてほしいので、リチウムを使える病院

を紹介してもらえますか」と言って、紹介状を書いてもらっても良いかもしれません。今は、主治医と患者さんが治療に必要な情報を共有して一緒に治療方針を決定していくのが普通です。コミュニケーションをとりながら一緒に治療していきましょう。

Q5 リチウムを処方されていますが、血液検査をしてもらっていません

A 中毒や副作用を避けるために、リチウム服用中は血中濃度の測定が欠かせません。量をかえたときや、リチウムに影響する併用薬を始めたときはもちろん、かわりないときでも、2、3か月に1度を目途として測定することになっています。しかし、医師が一人の患者さんにかける平均診療時間は、5〜10分ほど。採血するスタッフがいなくて医師が行う場合、患者さんが大勢待っているとついつい血中濃度測定がないがしろになる場合もあるかもしれません。とはいえ、それが血液検査をしなくてよい理由にはなりません。リチウムは、定期的に血中濃度を測って、安全確認しながら使うべき薬です。また、万一、リチウム中毒になって入院した場合、きちんと血中濃度を測定していないと、医薬品副作用被害救済制度の適用を受けられなくなってしまいます。「今日は朝の薬を抜いてきたので、血中濃度の測定をお願いします」などと頼めば、多くの場合やってくれるはずです。

Q6 躁状態が治ったから、もう薬は全部やめていいよと主治医に言われました

A 双極性障害では、寛解後の再発予防が何より重要です。再発を予防したいことを主治医に伝えてみてはどうでしょうか。

Q7 リチウムの副作用による手の震えは、なんとかなりませんか？

A 副作用の多くは飲み続けるうちに慣れてきますが、リチウムによる手の震えは服用している限り出てしまう人もいます。ラモトリギンなど、ほかの薬で予防できるなら大丈夫ですが、やはりリチウムでないと予防できないという場合もあり、双極性障害は再発予防薬の選択肢が限定されているので、悩ましいところです。

PART5 薬と心理・社会的治療が治療の両輪です

Q8 双極性障害でも結婚して赤ちゃんを産めますか？

A 結婚も妊娠・出産も可能です。ただし、服用中の薬が胎児や妊娠の経過に悪影響を及ぼしたり、出産後の授乳中に母乳を介して薬の成分が赤ちゃんに移行してしまう心配があります。どのタイミングで妊娠・出産が可能かをあらかじめ十分に主治医と相談して、計画出産をすることをお勧めします。薬を続ける、薬の内容を変更する、薬を中止する、一時的に薬を中止して再開するなどいくつか方法がありますから、主治医と一緒に最良の方法を考えていきましょう。

Q10 新しい治療薬の情報はどこで手に入る？

A 日本うつ病学会双極性障害委員会のサイト（**http://www.secretariat.ne.jp/jsmd/sokyoku/**）や、研究者と当事者、家族をつなぐネットワーク「双極性障害研究ネットワーク」（**http://bipolar.umin.jp/**）が配信しているニュースレターなどで随時紹介しています。

Q11 いくつか病院をまわりましたが、良いお医者さんがいません

A 日本のような、どの医師にかかってもかまわないし、費用は同じ、というよ

Q9 良いお医者さんと知り合う方法は？

A 良い医師は始めから存在するのではなく、研修医時代から患者さんに育てられて成長していくともいえます。例えば、前ページのQ5でお答えしたように、医師は患者さんが大勢待っているときに、リチウムの定期的な血液検査を行うことは心理的ハードルが高いことがあります。しかし患者さん自ら「今朝は薬を飲まないできました。採血お願いします！」と言えば、患者さんが並んでいてもさすがに「血液検査は、次回にしましょう」とは言いにくいものです。患者さんの働きかけしだいで、医師の対応もかわっていくでしょう。

うな医療システムをとっている国ばかりではありません。イギリスのように、かかりつけ医は決まっているという国もあるし、中国のように、評判の良い医師ほど医療費が高い、という国もあります。「この先生はダメ」と決めつけて次々転院していたら、治療が開始できずに病気が長引くばかりですし、こうしたドクターショッピングは、貴重な医療資源を無駄遣いすることにもなります。患者さん自身も勉強して、病気のことを医師と話し合うことが大切だと思います。患者さんが積極的に働きかければ、医師もそれにこたえてくれます。医師と一緒に治療を進めていければ良いですね。

PART 6

病気と上手に付き合うために、患者さん自身が心がけたいこと

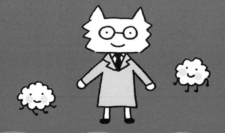

PART6 病気と上手に付き合うために、患者さん自身が心がけたいこと

病気を受け入れて、人生を立て直していきましょう

何より大事なのは、病気としっかり
向き合う心構えをもつこと。
そして、再発の予兆を自分で把握できる
ことを目標にしましょう。

病気を受け入れられたときに、新たな1歩が踏み出せるんだニャ。

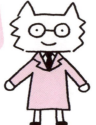

病気と向き合う心構えがあれば、よりよい結果が待っています

双極性障害は、再発しやすく、長期の治療が必要な病気ですが、治療法は確立しています。

あなたが病気を受け入れて、「治療をするのは誰のためでもない、自分の人生を守るために必要なのだ」といった覚悟ができれば、双極性障害は決して難しい病気ではありません。「病気と取り組もう」──そう気持ちを切り替えたときが、新たな人生のスタートになります。

病気に対する心構えを下記にまとめました。前向きな姿勢で病気に取り組めば、その先には、きっとより良い結果が待っています。

きっとよくなる、患者さんの心構え8か条

1. 本人と家族の双方で病気の性質をよく理解する
2. 病気を受け入れる
3. 再発予防のために薬の服用を継続する
4. 薬と副作用について正しい知識をもつ
5. 完璧を目指さない
6. 再発の予兆を知る
7. 生活のリズムを保つ
8. 自分のストレス原因を知り、さまざまな対処法をもつ

目標は、病気をコントロールし以前とかわらない社会生活を送ること！

病相の時期に応じて心がけたいこと

躁、うつの大波に翻弄されないためには、
躁・軽躁状態、うつ状態、寛解期の
各時期に合わせた心がけが必要です。

> 早く回復したいとあせる気持ちはわかるけど、根気よく治療することが大切なんだニャ。

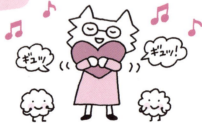

状態に合わせた心がけが大事

●うつ状態のとき

　患者さんにとってつらいのは、なんといっても「うつ」のときです。この時期は、薬を飲み続けながら、①無理をせず早めに休みをとる、②生活リズムを守る、③睡眠リズムを整えることを心がけてください。うつが長引くと、出口のないトンネルに入り込んだように思えるかもしれません。しかし、必ず回復するときがきます。元気になろうとあせらずに、回復を目指しましょう。

●躁・軽躁状態のとき

　躁状態になったら、必ず受診して服薬を続けてください。軽躁状態の場合も、しっかり予防しないと、軽躁とうつを何度もくり返すことになってしまうので、それ自体は困っていなくても、やはり治療が必要です。

●病状が安定する寛解期のとき

　p.125にあるライフチャートを家族や主治医と一緒につくって、躁やうつになるときの予兆を、一緒に確認しましょう。また、躁状態になると病気の認識もなくなります。取り返しのつかない事態を引き起こす前に、家族と躁状態の初期兆候について認識を共有し、「躁の兆候が出たら周囲の助言を受け入れる」「買い物の金額が一定額を超えたら病院に行く」などの約束を交わして、躁の対処を家族に託すことも必要です。

　再発を防ぐためには、寛解期こそ薬の服用が大事であることを心に刻んで、毎日一定の生活リズムで過ごすことを心がけましょう。

　病気のこと、家族のことなど当事者だからこそわかり合えることもあります。当事者会（患者会／p.156参照）に参加してみるのも良いかもしれません。

PART6 病気と上手に付き合うために、患者さん自身が心がけたいこと

ライフチャートを書いてみましょう

双極性障害は、躁状態の再発をくり返すと、
社会からの信用を失い、
家庭内での不和も生じて孤立してしまいます。
再発の予防対策が重要です。

> 同じことをくり返さないよう、過去を振り返り、前を向くことが大事だニャ。

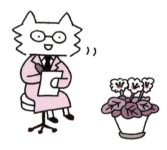

ライフチャートをつくると病気を客観的に見ることができます

　再発の予兆を知るには、これまでの経過（躁・うつの波）を振り返り、どんなきっかけでうつや躁状態になったかを知っておくことがとても大事です。これまでの病気の経過ときっかけと思われる事柄を図に表す、ライフチャートを主治医や家族と一緒につくってみましょう。

　再発と結びつきやすいストレスにはどんなものがあるかを、客観的に見ることができます。ライフチャートの書き方は日本うつ病学会のホームページ「双極性障害委員会」（http://www.secretariat.ne.jp/jsmd/sokyoku/）からダウンロードできますので、活用してください。

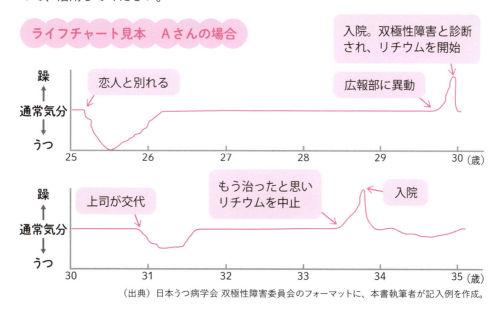

（出典）日本うつ病学会 双極性障害委員会のフォーマットに、本書執筆者が記入例を作成。

PART6 病気と上手に付き合うために、患者さん自身が心がけたいこと

生活習慣を見直し、生活リズムを整えましょう

双極性障害は、再発率の高い病気です。
徹夜など、生活の乱れが
再発の引き金になることを心に留めておきましょう。

> 再発のきっかけとなる3つのリスク。しっかり覚えてほしいニャ。

再発リスクを回避するための心がけ

　再発予防には、薬を継続して飲み続けることがもっとも大事です。お薬カレンダーやスマートフォンの服薬管理アプリなどを使って、飲み忘れを防ぎましょう。睡眠と生活パターンを安定化させることも重要なポイント。起床、食事、社会活動、睡眠など毎日なるべく同じくらいの時間にできるよう心がけましょう。

　特に気をつけたいのが、睡眠です。睡眠時間が少ないと、躁状態を引き起こしやすいのです。忙しい日も休日も、睡眠時間をしっかり確保してください。朝起きたら日の光を浴びると睡眠リズムが整います。

　睡眠リズムを躁・うつの波との関係でみていくには、睡眠・覚醒リズム表をつけていくと役立ちます。睡眠・覚醒リズム表は、日本うつ病学会のホームページ「双極性障害委員会」（**http://www.secretariat.ne.jp/jsmd/sokyoku/**）からダウンロードできるので、活用してください。

再発のきっかけとなる3つのリスクを回避しよう

1 服薬の管理対策
- もう大丈夫という油断は禁物。主治医の許可が出るまでは、必ず薬を続ける。
- 飲み忘れのないように、服薬管理をしっかりと。

2 ストレス対策
- ストレス対処法を身につけよう（次のページ）。
- 大勢人が集まる場所は要注意。

3 生活リズム対策
- 徹夜や時差を伴う海外出張は要検討。
- 休日も平日もなるべく同じ生活リズムを心がけよう。
- 忙しくても睡眠時間をしっかり確保。

PART6 病気と上手に付き合うために、患者さん自身が心がけたいこと

ストレス対処法を身につけましょう

ストレスは、双極性障害の再発のきっかけになります。日々のストレスを軽減させるために、対処法を身につけましょう。

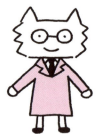

ストレスは上手くやり過ごせば良いんだニャ。

ストレスマネージメントのための心得

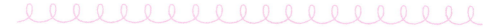

　私たちが生きていく以上、ストレスをゼロにすることはできません。ストレスマネージメントをして、上手にストレスをやり過ごしましょう。

●ストレスを予測する

　人は予想外の出来事に遭遇するとストレスを感じますが、事前に予測ができていると、ストレスはだいぶ軽くなるものです。例えば、仕事で部署がかわったときは、「慣れるまでには時間がかかる。すぐに上手くできなくてもへこまないようにしよう」と事前にストレスを予測しておくとストレスはだいぶ軽くなるものです。

●考え方を工夫する

　PART 5の認知行動療法（p.114参照）でもお話しましたが、例えば仕事でミスをしたとき「自分は無能だ」と考えることもできるし「失敗したことでいい経験を積んだのかもしれない」とも考えられます。

　発明王のトーマス・エジソンは失敗の連続だったそうですが、「失敗ではなくて、その方法では上手くいかないことがわかったのだから成功なのだ」という名言を残しています。別な角度で物事をみる練習をしましょう。

● 100％を目指さない

　「いい状態」とは、やる気があって前向きで、常に100％上手くいっている状態だと思っていませんか？　でも完璧な人間なんていませんし、すべてにおいてダメな人間もいないのです。みんなときどき嫌なことがあるし、やる気がなくなることもあるのです。少し肩の力を抜いて7割くらいを目指し「あとはなんとかなる」くらいの気持ちでいきましょう。

PART6 病気と上手に付き合うために、患者さん自身が心がけたいこと

復職するときの注意点

躁・うつの波がおさまると、一刻も早く
仕事に復帰したくなるかもしれません。
でも、あわてずにしっかり
準備を整えて復職しましょう。

定期的に通院して服薬を続け、再発の予兆に気をつけることがポイントニャんだ。

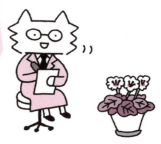

職場に復帰するときの心得

　復職の時期や方法は、ケースバイケースで一定した見解はありません。以下の点を目安にして、主治医と相談しながら決めていきましょう。

● 躁状態から復帰するとき

　躁状態が残った状態で復職すれば再燃の危険があり、トラブルを起こすリスクが高まります。気分安定薬のみで正常な気分を確認してから、復職を検討しましょう。また、事前の準備も必要です。病気についての知識と理解を深めるために、退院前に家族と共に心理教育を受けること。上司に再発前の兆候を伝え、再発が起きそうなときには家族に連絡をしてもらうなどの対応策を練っておく必要もあります。躁状態からの復職は慎重に行いましょう。

● うつ状態から復帰するとき

　完全に回復したあと、復職までに時間をかけすぎると、復職が難しくなることもあります。うつ状態からの復職は、短時間勤務から始めて少しずつ勤務時間を延ばしていきます。

＊＊＊

　気分安定薬で躁やうつの波が完全にコントロールできれば、仕事の面で注意することはほとんどありません。ただし、急に躁状態になる躁転を引き起こすリスクがありますので、徹夜は絶対に避けてください。

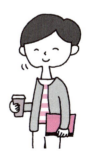

病気のこと、ここが知りたいQ&A

Q1 主治医にうつのとき、横になってばかりいてはダメだと言われました

A ある程度体を動かすことができれば、うつ状態の回復にも良い効果があります。無理をする必要はありませんが、少し回復してきたら、朝起きたら朝日を浴びて、散歩をするなどして、食事や睡眠のリズムを整えていきましょう。生活リズムが整うと、うつにより不眠になって、そのことによりさらにうつが悪化するといった悪循環を断ち切ることができます。

Q2 うつのときは、元気の出る音楽を聴いたほうが良いですか？

A 元気の出る曲を無理に聴くことはありません。今の自分の気分に合わない曲を聴くのはかえって苦痛になります。それより、自分の気分に合った曲を聴いたほうが、気持ちが休まります。また、ほかの人が、これを聴いたら良い、などと、本人の好みを無視して押しつけたりしないほうが良いです。今の気持ちをやさしく包んでくれるような、好みの曲が見つかるといいですね。

Q3 うつが治る食事ってありますか？

A うつ病と食事の関係を示唆する研究はたくさん報告されています。バランスの悪い食事はうつ病の引き金になることはありますが、これさえ食べればうつ病が治るという食事もありません。うつ状態になると食欲が落ちて低栄養状態になりがちですが、たとえおいしく感じられなくても、バランスのとれた食事をとることは、うつ病の回復のためにも有意義です。

Q4 ストレスは大敵といいますが、お勧めのストレス対処法はありますか？

A ストレス対処法は人によってもさまざまで、いちがいにはいえませんが、いざというときにストレス対処法の引き出しをたくさんもっていると、落ち込んだときに役立つことでしょう。気分が安定しているときに、自分がどんなときにリラックスして気分が良くなるかをリストアップしておくといいかもしれません。音楽を聴く、好きな香りをかぐ、おいしいものを食べる、のんびりお風呂に入る、映画を観る、一人カラオケで新曲

に挑戦など、思いつくままにできるだけたくさん項目をあげてください。さて、あなたのリラックスプランには、どんな項目があがりましたか？

Q5 家族は今はもとの状態に戻っていると言いますが、自分ではうつっぽい感じです

A 躁状態のときの自分を「本来の元気な姿」だと誤解して、その状態を目標にしてしまう場合もあります。また、軽躁、うつをくり返しているために、自分の本来の状態がわからなくなってしまった、という人もいます。医師や家族の客観的な意見も聞きながら治療の目標を定めましょう。

Q6 うつになり躁のときの自分を責めています。いっそ離婚をと考えます

A うつのときは、冷静な判断ができなくなっています。離婚や退職などの重大な決断をしないでください。生活上の重大なことは、今すぐ決断する必要はありません。回復してからじっくり考えましょう。

Q7 薬を飲んでいることを周囲に知られたくありません

A 高血圧や高脂血症などで毎日薬を飲んでいる人なんて、周りにたくさんいます。思ったほど周りの人は他人の服薬のことなど、気にしていないかもしれません。皆、自分の健康を守るために服用しているだけなのですから。それでも、やはり人目が気になるようなら、出勤前の朝食後と寝る前に服薬するといった対処も可能な場合もありますから、主治医に相談してみてください。

Q8 病気のつらさを誰にもわかってもらえず、孤独です

A 双極性障害の人は病気のためにさまざまな生活のしづらさを抱えています。周囲にはなかなか理解してもらえないことかもしれません。同じ病気を経験している仲間が集まる当事者会や自助グループは、患者さんにとって大きな支えとなります（p.156参照）。自分の感情を共有できる場があると、勇気と元気がもらえますので、参加してみるのも良いでしょう。ただ、もし合わないなと感じたら、無理に参加しなくても良いと思います。

PART6　病気と上手に付き合うために、患者さん自身が心がけたいこと

Q9 会社からリワークに通うことを、勧められています。必要なことですか？

A　リワーク（Re-work）とは、休職中の患者さんが復職するためのプログラムを示す和製英語で、より一般的には、復職支援といいます。復職支援は地域の障害者職業センター、精神保健福祉センター、精神科の病院などで受けられ、復職のための足慣らしとして通うことになります。ただ、活動内容は、施設によってかなり異なっています。病気が完全に回復していて、能力もある人が、リワークということで2、3か月以上退屈な単純作業を行うのはつらいことです。復職に向けた意義ある活動になっているかどうか、よく見極めると良いでしょう。リワークで再発が防げるというエビデンス（科学的な証拠）は今のところありませんので、個人的な意見としては、1、2か月の間に段階的に復職したほうがいいと思っています。ただし、本人はプログラムが物足りないと感じていても、客観的に見ると作業能力が十分戻っていないというケースもありますので、まず主治医や担当の精神保健福祉士などに相談してみてください。

Q10 双極性障害に適した仕事はありますか？

A　薬で完全に病気をコントロールできていれば、どんな仕事をしても特に問題はありません。しかし、双極性障害という病気の特徴を考えると、就業時間が不規則だったり、夜勤がある仕事、厳しいノルマのある営業などの仕事は、再発のリスクが高まります。理想的には、生活リズムを乱さず自分のペースでできる仕事が良いでしょう。

Q11 この病気をカミングアウトすべきか悩みます

A　世界的な歌手のマライア・キャリーさんは、17年間双極性障害を患っていたことを告白し病気を開示したことで、新たな一歩を踏み出せたようです。しかし世間ではまだ精神疾患への偏見があるのは事実です。病気を開示したことで応援してくれる人もいれば、離れていく人もいるでしょう。精神疾患を開示しないことが潔くないように感じる人もいるかもしれませんが、どんな病気でも、よほどのきっかけがない限り、周りの人にいちいち事前に説明したりはしないのが普通ではないでしょうか？　いつか「私は双極性障害なんです」と何気なく言え、「ふーん、そうなんだ」と当たり前に受け止められる日が来ると信じています。

PART 7

家族の方へ
周囲が心がけたいこと

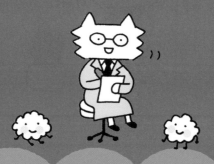

PART7 家族の方へ周囲が心がけたいこと

病気を克服するためには家族の理解が必要です

躁状態のときの本人の言動に傷ついた
家族の方も多いでしょう。
でも病気がさせたことです。
病気を理解して、見守ってあげてください。

見守って支えてくれる
家族は、一番大切な
存在だニャ。

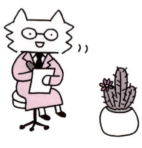

病気の知識をもち、双極性障害の特徴を理解しましょう

　双極性障害と診断されて、本人はもちろん家族の方も動揺したり不安に思ったりしていることでしょう。双極性障害という診断に「まさか」と思う反面、病気とわかって、ある意味ホッとしたという人もいるかもしれません。しかし、だからといって躁状態のときの本人の言動により傷ついた心が簡単に癒えるものではありません。また、家族は大きな不利益をこうむったのに本人が躁状態を軽くみて平然としていれば、腹が立つのも当然のことでしょう。

　しかし、躁状態で表れた言動は、本人の人格ではなく、病気の症状です。躁状態になって、職場や友人から孤立している患者さんを心配し救えるのは、家族だけなのです。

　病気によって、双方にストレスがたまり、病状が悪化するという、悪循環におちいってしまう場合がありますが、こうした場合、少し接し方を工夫することで、悪循環から脱することができます。

本人と家族との間で負のループができてしまうと、病気が治りにくくなってしまう場合があります。

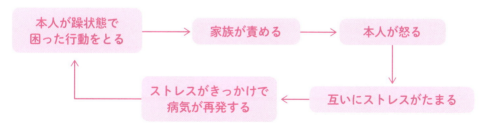

PART7 家族の方へ 周囲が心がけたいこと

❷ 治療を続ける支えになるのが家族です

治療によって、躁とうつの大きな波を抑えられれば、
もとの生活に戻ることが可能です。
患者さんには家族の支えが大きな力になります。

《家族が心がけたいポイント》
① 病気について正しい知識をもつ。
② ときどき一緒に受診するなどして、患者さんが治療を継続できるようにサポートする。
③ 患者さん、家族、主治医で、治療チームをつくる。
④ 再発の予兆を患者さんと共有して、早めに受診などの対策を講じる。
⑤ うつ状態のときは、話をよく聴き、干渉しすぎず、やさしく温かく見守る。
⑥ 躁状態での行動は、病気がさせていると考えて、感情的に巻き込まれすぎないようにする。

患者さん、主治医と共に治療チームをつくりましょう

躁とうつを抑え、再発を予防して、もと通りの生活が送れるように、患者さん、家族、主治医が1つの治療チームとなって、病気に立ち向かいましょう。

チームになって病気をコントロールしていきましょう

患者さん

不安や疑問は質問して、医師とコミュニケーションをとる。

目標
再発を防いで、普通の生活を送ること

主治医　　家族

- 躁とうつのときの認識のズレや再発の予兆にはどんなものがあるのか、話し合う。
- 生活環境を整え、服薬管理をサポート。

主治医や職場との連携。

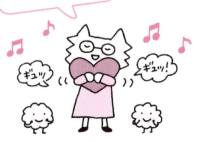

医師、患者さん、家族が心を合わせて病気に取り組むことが大事だニャ。

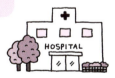

PART7 家族の方へ周囲が心がけたいこと

療養が上手くいくよう環境整備を

再発のリスクに「服薬の中断」「生活リズムの乱れ」「ストレス」などがあります。家族の協力で、再発リスクを減らしましょう。

> 患者さんをサポートする一方で、自分自身の生活も大切にしてほしいんだニャ。

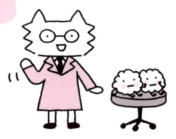

服薬管理は家族も一緒に行いましょう

　服薬は、毎日規則的に続けることが大事です。飲み忘れを防ぐためにも、ピルボックスに曜日ごとに薬を入れたり、「お薬カレンダー」を使うなどして本人と一緒に服薬管理をしましょう。スマートフォンの服薬管理アプリを勧めてあげるのも良いかもしれません。服薬の中断に気づいたら、一方的に怒ったりせず、どうして薬を飲まないのか本人の気持ちをよく聞いて、服薬を続けられる方法を本人と一緒に主治医に相談しましょう。

ストレス、睡眠、生活の乱れに要注意

　睡眠不足や大勢の人が集まる状況も、再発のきっかけになりやすいものです（p.78参照）。「葬式躁病」といわれるものがあります。葬式をきっかけに、躁状態が起こるもので、家族の死という喪失感に加え、葬式に伴う睡眠不足や親戚など多くの人が集まる刺激などが一体となって、躁状態のきっかけになるのでしょう。大勢の人が集まる場所はできるだけ避けて、睡眠不足にならないよう家族が心を配ってあげてください。

　また、躁状態やうつ状態のときでも、できるだけ規則正しい生活が送れるように家族がサポートしてあげましょう。うつ状態で部屋に閉じこもっているときは、してあげられることは限られているかもしれません。「おはよう」「おやすみ」と声をかけ、温かくそばで見守ってあげるだけで良いのです。毎朝、部屋のカーテンを開けて、日の光を取り込むのもいい習慣です。体内時計は、朝日を浴びることでリズムが整っていきます。

PART7 家族の方へ周囲が心がけたいこと

再発の予兆を見逃さないようにしましょう

大事に至る前に再発の予兆を知ることがとても大事です。再発の予兆は、本人でなければわからないこともありますが、家族が感じ取れる変化もあります。

再発の予兆があったらすぐに一緒に受診することが大事だニャ。

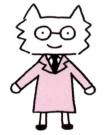

本人と再発の予兆を話し合い、書き出しておきましょう

　双極性障害はとても再発率の高い病気です。普通に暮らせるようになったのでもう安心と思っていたら、一夜にしてうつ状態になったり、急激な躁状態になることもあります。躁状態は放っておくと悪化し、ひどくなってしまうと、周囲の説得にも耳を貸さなくなってしまいます。またうつ状態では自殺のリスクが高くなるので気をつけてください（p.154参照）。

　大事に至る前に、家族は早めに異変に気づき、一緒に受診するなど素早い対応をとることで、患者さんの人生を守ることができます。

　再発の予兆は、人によりさまざまです。症状が落ち着いたら、本人と話し合って、再発の予兆は何かを一緒に確認しておくと良いでしょう。

こんな症状が見られたら、早めに主治医に相談を

多く見られる躁状態のサイン
- 上機嫌でよくしゃべる
- 睡眠時間が短い
- 次々と買い物をする、金づかいが荒くなる
- イライラして怒りっぽくなる　など

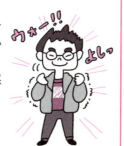

多く見られるうつ状態のサイン
- 食欲がなくなる
- 身だしなみにかまわなくなる
- 仕事の能力が落ちる
- 話をしなくなる　など

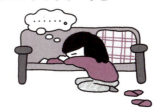

PART7 家族の方へ周囲が心がけたいこと

⑤ 接し方のコツ［その１］ 受診の勧め方

躁状態のときの患者さんは、
自分では病気の認識がないため、
受診する気はまったくありません。
受診を勧めるには、ちょっとしたコツが必要です。

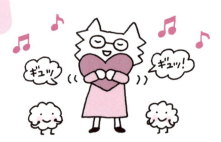

問題行動を指摘するのでなく、心配を伝えるほうが相手の心に響くんだニャ。

「心配している」気持ちを伝え、根気よく説得する

　家族が受診を望むあまり本人の問題行動を指摘すれば、患者さんの心はますます頑なになるでしょう。こんなときは、「全然寝ていないので疲れがたまって心配だ。入院して体を休めたほうがいい」とか「このままでは体がまいってしまうから、一緒にお医者さんのところに相談に行こう」など、本人の体調面を心配していることを強調して説得するのが一番良い方法です。また、管理職は部下に対する安全配慮義務があると労働契約法に定められているので、「病院に行き診断書をもらわないと出社してはいけない」と指示することも可能なはずです。ほかにも、本人が信頼している人（例えば恩師など。会社の上司などは利害関係があるので望ましくない）にお願いして、「君の身を守るために必要だ」と説得してもらうのも１つの方法です。

　どうしても本人が納得しない場合、精神保健指定医の診察により、本人の医療および保護のために入院が必要と認められれば、家族などの同意に基づいて入院することが可能です。この場合は「いつものあなたとはあきらかに違う。わかってもらえないようだけれど今のあなたには入院が必要」と伝えて、入院手続きを進めるしかありません。

●**受診が必要なことを説得するときのコツ：** ●心配していることを強調する ●家族の説得を聞き入れないときは、本人が信頼している利害関係のない人に、受診や入院を促してもらう ●どうしても受診を拒否する場合は、医療保護入院を検討する

●**絶対にやってはいけないこと：** ●だまして病院へ連れて行く ●民間の救急サービスに依頼して、無理やり病院へ連れて行く

※入院を拒否し、暴力行為などが見られるときは、警察を呼んだほうが良いでしょう。警察官は、精神障害のため自傷・他害をおよぼすおそれがあると認めたら、都道府県知事に通報します。その後、精神保健指定医の診察を受け、必要と認められれば、非自発的な入院となります。

PART7 家族の方へ周囲が心がけたいこと

接し方のコツ［その２］ 躁状態のとき

非現実的なことを言いはじめたら、
面と向かって否定したり、
無理に話を合わせて肯定したりせず、
受け流しましょう。

> とほうもない話は、真正面から受け止めずに上手にかわすのが上手い接し方ニャんだ。

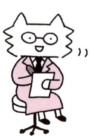

146

非現実的な話をもちだしてきても、否定も肯定もしないようにしましょう

　躁状態の患者さんは、頭の中に次々とアイデアがわいて話が止まらなくなります。また、躁状態では怒りっぽくなるのも特徴です。こんなとき、家族はつい腫れ物に触るように接しがちですが、本人の言いなりになれば、人間関係や金銭的にも大きな損害をこうむります。

「会社を買いとる」「イギリスの古城を買って移住をする」など、患者さんが非現実的な話をし出したら、否定も肯定もせず「そんな計画があるんだ」と受け流してください。そして、周囲と衝突しない別なことに話題を振ったりしながら、前節のように受診を勧めましょう。躁状態の患者さんは思いつきを実行したい強い衝動にかられていますが、同じ考えは長続きせず気がかわりやすいので、気持ちを違う方向に向けてしまうのが上手い接し方です。

家族の心にしこりを残さないために

　また、患者さんの暴言を真正面から受け止めてしまうと、家族の心が傷つきます。「病気が言わせていること」と受け流して、心にしこりを残さないようにしましょう。ただ、そうはいってもやはり家族はストレスがたまります。自分の気持ちを誰かに話したくても、深刻な内容であればあるほど、親しい人には話しにくいかもしれません。そんなときは、地域の精神保健福祉センターや同じ病気をもつ家族や患者を支える団体など（p.156参照）に相談して、病気のことや経済的な悩み、家族間の問題など、自分の気持ちを聞いてもらいましょう。本人も家族も孤立しないことが大切です。

PART7　家族の方へ周囲が心がけたいこと

7
接し方のコツ［その３］
うつ状態のとき

うつ状態のときは、自分はダメな人間だと
思い込み自殺を考えることも。
本人が話すときは、否定・批判せず
とにかく話に耳を傾けましょう。

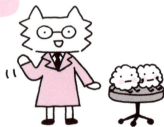

患者さんの心を包み込むように見守ってほしいニャ。

うつ状態の患者さんに必要なのは心の支え

　うつ状態のときの患者さんは一転して無気力になります。躁状態のときにしてしまった言動を、何度も思い出しては、自分を恥じ、罪悪感と強い自己嫌悪におちいっています。家族から見れば、ベッドで横になってばかりで怠けているようにしか感じられず、イラッとして小言を言ってみたくなるかもしれません。反対に本人のことが心配で必要以上に世話を焼いたり、しょっちゅう「大丈夫？」と問いかけたりするなど過干渉になる家族もいます。どちらも本人にとってはストレスになってしまいます。うつ状態のときに患者さんが必要としているのは、アドバイスや干渉ではなく、心の支えなのです。

孤独にさせないように見守ってあげる

　本人から話しかけてきたら、話をさえぎったり、アドバイスしたりせずに、ひたすら聞き役に徹して気持ちを受け止めてあげてください。躁状態の言動を悔いているときは「あなたのせいではなく、病気がそうさせた。今は治療に専念することが大事」と伝えてあげるといいでしょう。一方で、本人が話したがらないときは、無理に話を聞きだそうとしないことです。

　うつ状態は、大変つらく苦しく、深い孤独感を抱えています。一見無気力・無関心に見えるような様子が続いても、本人の側にいて「あなたのことをいつも気にかけている」「一人ぼっちではない」というメッセージをやんわりと伝えてください。必ず回復する日がきます。それまでは、無理に励まさず、心身の休養ができるように環境を整えてあげてください。

PART7 家族の方へ周囲が心がけたいこと

【まとめ】患者さんの接し方 ○と×

〈躁状態のときの接し方〉

○ 接し方のポイント

- 突飛なことを言うときは、否定も肯定もしない
- 次々にアイデアが浮かんでいる状態なので、議論せず、周囲と衝突のない別な話題にかえる
- 暴言を吐くときは「病気が言わせていることだ」と考え、深刻に受け止めないようにする
- 確実な服薬を促す
- 根気強く受診を促す
- 暴力行為などが見られるのに入院を拒否するときは、警察に相談する

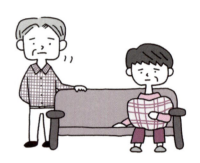

× やってはいけないこと

- 本人の話すことを「無理に決まっている」などと真っ向から否定する
- 「バカげたことを」「本当にできるならたいしたもんだね」と見下げた態度をとる
- 本人の言いなりになる
- 言うことを真に受けて、感情的になる
- 腫れ物に触るようにおそるおそる接する
- 私が耐えればすむことだ、と家族が我慢してしまう
- 受診や入院を勧めてもどうせ無駄だからとあきらめてしまう
- うそをついたり、だましたりして入院させる

150

〈うつ状態のときの接し方〉

◯ 接し方のポイント

- 話を途中でさえぎったり、否定・批判したりせずにひたすら耳を傾けて、本人の気持ちに共感する
- 躁状態のときの言動で自己嫌悪になっている場合は「あなたのせいではなく、病気がそうさせた」と伝えてあげる
- 話したがらないときは、無理に話しかけない
- 一人になりたがっても放っておかない。近くにいて「いつもあなたのことを気にかけている」というメッセージを送る
- 心身ともに休養できる環境を整えてあげる
- 自殺の兆候がないか（p.154参照）いつも気にかける
- 確実に服薬ができるように方法を考える

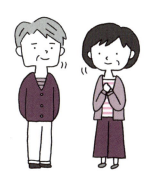

✕ やってはいけないこと

- 怠け者と決めつける
- 干渉しすぎる
- 躁状態のときの言動を責める
- 「がんばれ」と励ましたり、無理に気晴らしを勧める
- 「いつまで薬に頼っているの？」など本人にとってつらい言葉を投げかける（好きで服用を続けているわけではない）
- 「もうそろそろ、大丈夫なんじゃない」と時期尚早な復帰を促す

PART7 家族の方へ周囲が心がけたいこと

「家族の心がけ」ここが知りたいQ&A

Q1 躁状態だと薬を飲まなくなります。どんな言葉がけが良い？

A やはり、あなたの体を心配しているという気持ちを前面に出すのが良いでしょう。「眠らずに活動しているから体が心配」という説明は本人が受け入れやすいはずです。

Q2 再発時でも、躁状態では受診しようと思わないの？

A 再発時では、ある程度は自分がどんな状態になるのか理解できる部分も出てくるでしょう。しかし、やはり自ら進んで受診することが難しい場合もあります。再発でひどい状態にさせないためには、躁状態が落ち着いたときに、病気の性質や予兆のサインについて話し合っておくことが大事です。

Q3 躁状態のことは、本人と話しにくい

A 躁状態のことはお互い話しにくい部分も多いでしょう。でもだからといって腫れ物に触るようにしていると、次の再発を避けることが難しくなります。最初の躁状態から回復したときに、互いの認識のズレや再発の予兆についてしっかりと話し合ってください。

Q4 躁状態で薬を飲んでくれないときは？

A 躁状態が進むと薬を飲まなくなることがよくあります。そうなると家族のサポートも難しくなります。このような場合はすぐに受診し、入院したほうが良いでしょう。躁状態に対する薬物効果は絶大です。入院することできちんと薬を飲むことができ、心理教育などもゆっくり受けられます。根気よく本人を説得して入院を勧めてください。

Q5 入院治療が望ましいのはどんなとき？

A 躁状態の患者さんはさまざまなトラブルを起こし、これまで築いてきた社会的な基盤を破壊するリスクがあります。躁状態は急速に悪化しますから、在宅治療が間に合わない場合は、入院が必要になります。そのほかうつ状態で自殺のおそれがあるときも、入院することにより自殺のリスクを下げることができます。

Q6 入院させるのを ためらってしまいます

A 躁状態の入院をためらってはいけません。本人、周囲が、深刻な社会的・経済的なダメージを負ってしまうおそれがあるからです。また、双極性障害は自殺のリスクが高い病気でもあります。入院が必要なときは、ためらわず入院の手続きをとってください。

Q8 躁状態がおさまりつつあり、 復職したがっているが？

A 躁状態からの職場復帰は慎重にする必要があります。完全に回復しないまま復職すると躁状態が再燃してさらなるダメージを受けてしまうおそれがあるからです。躁の波が完全におさまるまでは、復職は避けたほうが望ましいでしょう。復職は、主治医と十分に相談して決めましょう。

Q10 躁状態の本人の言動に心が すり減ってしまいました

A 躁状態のときの破壊的な言動は、そう簡単に忘れられるものでないでしょう。悩みを語り合い支え合える家族会は、大きな勇気を与えてくれます。参加してみても良いかもしれません（p.156参照）。

Q7 うつで寝てばかりいるので、 気分転換をさせてあげたい

A 旅行などで気分転換ができるのは、健康な人の場合です。うつ状態では、気分が転換できずに苦しんでいるわけですから、気分転換に外食や旅行を勧めるのは、かえって逆効果になることが多いようです。家族に誘われると、「行かなくてはならない」という義務感が強く出てしまい、それがまたストレスになってしまうかもしれません。あまり干渉しすぎず、そっと見守ってあげてください。

Q9 躁状態の浪費で家族が その後始末に 追われました。 今後の対策は？

A 次の躁状態のときの予防策として、お金の使用金額が一定額を超えたら受診するという約束を、本人と家族の間で前もって交わしておくと良いでしょう。クレジットカードは持たないか、持つとしても限度額を低く設定するのも１つの方法です。それでも買い物やギャンブルなどが止まらずに、大きな負債を負うリスクがあるときは、法的対処について弁護士などに相談しましょう。もちろん、また躁状態が起きないよう、再発を予防し、再発の予兆を見逃さないことが大前提です（p.142参照）。

COLUMN 4

自殺のサインを見逃さないでください

　双極性障害は自殺のリスクが高い病気です。もっとも危険なのは躁とうつが混在している混合状態（p.30 参照）のときです。

　本人が自殺をほのめかしたら、いきなり説教や説得をしてはいけません。「わかってもらえない」と孤独感を深めてしまうからです。なぜそんなふうに思ったのか、本人のつらい気持ちをじっくり聞いてあげてください。そのうえで「病気は必ずよくなるから、はやまったことはしないで」「あなたが生きていてくれることだけで家族はうれしい」と伝えてください。そして、主治医にただちに相談して、決して一人にさせないこと。必ずそばにいてあげてください。

《自殺を高めるリスク》
- 自殺未遂をしたことがある
- 家族の中に自殺者がいる
- 最近家族や知人が亡くなった
- 身近な人、有名人の自殺
- 経済的な損失
- 本人を支える家族がいない
- 社会的に孤立している

《注意したい自殺のサイン》
- 「死にたい」「この世から消えたい」などと訴える
- 遺書を書くなど自殺の準備をする
- 周囲の人に自殺を告知する
- 身の回りを整理する
- 事故が増える

巻末情報

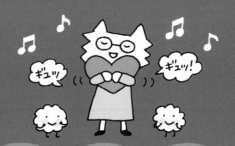

双極性障害の主な相談窓口

　地域の相談機関では、病気の相談や社会復帰、経済的な問題までさまざまな相談に応じています。また、家族会や患者会でも相談活動を行っているところもあります。本人も家族も不安や心配事、悩み事があれば一人で抱え込まずに気軽に相談してください。

地域の相談機関

●**保健所・市町村保健センター**：心の健康、保健、医療、福祉に関する幅広い相談を行っています。医師や保健師、精神保健福祉士によるさまざまなサポート業務を行っています。

●**精神保健福祉センター**：心の健康や精神医療、社会復帰についてなど、社会福祉保健全般にわたる相談を行っています。都道府県・政令指定都市ごとに1か所ずつあります。全国の精神保健福祉センター一覧（http://www.mhlw.go.jp/kokoro/support/mhcenter.html）

●**地域生活支援センター・相談支援事業所**：市区町村の事業として多くは民間企業に委託されています。精神障害のある人が地域で安心して暮らせるように、生活上の悩みについての相談や障害福祉サービスの利用についての情報提供や支援をしています。

●**病院（相談室・地域連携室）**：医療機関によっては、相談室や地域連携室をもうけて、専門スタッフ（精神保健福祉士）が病気や治療について不安に思うこと、退院後の生活に関すること、医療費など経済的な問題まで幅広く相談を受けています。

家族会・当事者会

　さらに詳しい情報は、インターネットでそれぞれのホームページを検索してご確認ください。

● **NPO法人 ノーチラス会（特定非営利活動法人日本双極性障害団体連合会／JABD）**：日本最大の双極性障害に特化した患者団体。患者会や家族会などの集い、会報誌の発行、無料電話相談、講演会などの啓発事業を行っています。双極性障害無料電話相談：臨床心理士、産業カウンセラー、同じ病気をもつ当事者もしくは回復者であるピアカウンセラーが電話相談に応じます。電話相談は会員と非会員によって利用できる曜日が違います。詳細は同会のホームページを参照してください。

●**認定NPO法人 地域精神保健福祉機構（コンボ）**：精神障害のある人とその家族の会。家族支援やピアサポートグループ支援、各種セミナー、研修会、情報誌の出版などさまざまな活動を行っています。

●**みんなねっと（公益社団法人 全国精神保健福祉会連合会）**：精神障害者家族の会。相談室では、病気のことや生活、家族の問題、社会福祉制度に関する手続きも含めて、家族の立場に理解のある相談員が電話で相談に応じています。電話相談 :03-6907-9212　毎週水曜日 10:00 ～ 15:00(12:00 ～ 13:00 は昼休み)

双極性障害のことをもっと知りたいときは

●日本うつ病学会ホームページ 双極性障害委員会
http://www.secretariat.ne.jp/jsmd/sokyoku/
心理教育用の解説書（PDF）「双極性障害（躁うつ病）とつきあうために」など、有用な情報が掲載されています。

●躁うつ病（双極性障害）のホームページ
http://square.umin.ac.jp/tadafumi/
本書監修の加藤が双極性障害についての基礎知識から、治療法、患者さんへのアドバイスまで幅広くわかりやすく解説しています。

急に病状が悪化したとき

躁状態は急に悪化することがあります。平日の場合はまずかかりつけの医療機関に連絡しましょう。また、夜間や休日など、いざというときの連絡先を、普段から主治医や保健所に相談しておくと良いでしょう。

緊急時には、受診を受け付けている精神科医療機関に連絡をして、適切な判断をあおいでください。なお、夜間や休日に受診できる精神科の救急医療機関を案内する窓口は下記で調べられます。必ずしも精神保健の専門家が対応しているわけではないので、期待通りに対応してもらえるとは限りませんが、辛抱強く相談してみましょう。

●夜間休日精神科救急医療機関案内窓口の一覧
http://www.mhlw.go.jp/kokoro/support/ercenter.html
ひどい躁状態になり、自傷他害のおそれがあるときは、警察へ連絡します。

知っておきたい入院の種類

精神科の入院は、大きく分けると自分の意思による入院と、本人の同意が得られなくても家族や行政の長の下で行われる入院があります。

●**自分の意思で入院する**
　●**任意入院**：本人意思で入院し、原則として本人の意思で退院できる。普通の入院の形。

●**本人の同意が得られない場合の入院**
　●**医療保護入院**：本人の同意が得られなくても、家族などの同意があり、精神保健指定医の診察によって必要性が認められたときの入院。
　●**措置入院**：本人の同意が得られなくても、警察などの届け出があり、2人以上の精神保健指定医が自傷他害のおそれがあり入院が必要と認めた場合の入院。
　●**応急入院**：本人の同意が得られなくても、精神保健指定医が緊急の入院を認めた場合、72時間を限度として行われる入院。

就労支援の制度

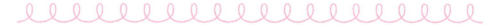

　もとの職場に復職がかなわず、新しい就職先を探す場合、一般就労への公的支援はハローワークが窓口になりますが、障害者就労へは、以下の就労支援サービスがあります。相談や申請は、市区町村の窓口へ。

●**就労移行支援事業所**
　一般企業への就労希望者に、就労に必要な知識の習得や能力向上のために必要な訓練を行います。訓練後は、協力企業での実習を経て適性のある就職につなげる支援を行うとともに、就職後もその職場に定着できるように支援を行います。利用期間は原則2年です。

●**就労継続支援事業所（A型・B型）**
　就労支援を利用したが雇用に結びつかなかった人や、まだ一般企業に雇用されることが困難な人に向けて行われる事業です。利用者が事業所と雇用契約を結ぶA型と、雇用契約を結ばないB型があります。

※改正障害者雇用促進法が施行され、障害者雇用義務の対象に精神障害者が加わったことを受けて、精神障害者を専門とした人材派遣会社などもできています。こうしたところを活用するのも良いかもしれません。

就労定着支援サービスとは
就業に伴う生活の課題に対応できるように、事業者・家族の連絡調整などの支援を行う障害者総合支援法に基づく福祉サービスの1つ。就労移行支援事業や就労継続支援事業などを利用したあとに、企業などへ就職した人を対象にしています。利用を希望する人は自治体の福祉担当の窓口に申請するか、地域の就労移行支援事業所に相談を。

公的な 経済支援

　安定して働くことが難しくなると、経済的な問題が出てきます。医療費の控除や助成など、代表的な公的支援には以下のものがあります。必要に応じて上手に活用してください。詳しくは、各自治体に問い合わせてください。

●精神障害者保健福祉手帳（精神障害者手帳）
精神障害者保健福祉手帳の交付を受けることで、税金の減額や交通費の助成など種々のサービスが受けやすくなります。障害の等級（1級〜3級）によって、利用可能なサービスが異なります。病院や市区町村の担当窓口で相談を。

●自立支援医療（精神通院医療）
精神科に定期的に通院し、継続的な治療を受ける場合に、医療費が一部助成される制度。外来医療費の窓口での負担が原則1割に軽減されます。医療保険が適用されない治療、診断書料は対象外になります。世帯の所得などに応じて、月額の自己負担額が設定されます。申請は各市町村の担当窓口へ。

●障害年金制度
病気やケガなどによって、就労や日常生活が困難になったときに受け取れる年金です。加入している年金制度や納めた額、障害の等級によっても、支給額が異なります。ソーシャルワーカーや年金窓口で相談を。

●生活保護
病気やケガなどで働けなくなったときや、高齢や障害などで経済的に困っている人に対して、最低限の生活を保障する制度です。ソーシャルワーカーや民生委員、市区町村の窓口で相談を。

障害？　障がい？　障碍？
障害の「害」の字が、障害者が害であるといっているかのように感じるとして、「障がい」「障碍」などと書く人がいます。そう感じる人がいるとしたら、残念なことです。とはいえ、いずれも日本語としてはしっくりきませんし、法律や診断基準と違う用語を使うと、混乱してしまいます。そもそも、病気が患者さんの障害になっているという意味であり、患者さんが世の中の障害だという意味でないことはあきらかです。害の字がよくないといい出したら、肝障害、腎障害も「障がい」「障碍」と書かなければならなくなってしまいます。こうした考えから、本書では、「障害」と記載しました。

[監修者プロフィール]

加藤 忠史 （かとう・ただふみ）

理化学研究所脳神経科学研究センター 精神疾患動態研究チーム チームリーダー（現職）。
医学博士、精神保健指定医、日本精神神経学会精神科専門医。
1963年、東京生まれ。東京大学医学部卒。滋賀医科大学精神医学講座助手、東京大学医学部附属病院講師を経て現職。
国内外において双極性障害の研究を牽引している。
非常勤等に、東京大学大学院医学系研究科 連携教授、広島大学大学院医歯薬保健学研究院 客員教授、藤田保健衛生大学医学部 客員教授ほか。著書に『双極性障害─躁うつ病への対処と治療（ちくま新書）』（筑摩書房）、『双極性障害(躁うつ病)の人の気持ちを考える本』（講談社）など、双極性障害を中心にうつ病、脳科学に関するもの多数。

執筆協力	中出三重（株式会社 エム・シー・プレス）
装丁・本文デザイン	白畠かおり
本文DTP	平野直子（株式会社 デザインキューブ）
カバー・本文イラスト	ユカワアキコ

これだけは知っておきたい双極性障害
躁・うつに早めに気づき再発を防ぐ！
ココロの健康シリーズ

2018年9月20日　初版第1刷発行

監修	加藤 忠史
発行人	佐々木 幹夫
発行所	株式会社 翔泳社 （https://www.shoeisha.co.jp）
印刷・製本	株式会社 廣済堂

ⓒ2018 Mie Nakade

本書は著作権法上の保護を受けています。本書の一部または全部について（ソフトウェアおよびプログラムを含む）、株式会社翔泳社から文書による許諾を得ずに、いかなる方法においても無断で複写、複製することは禁じられています。
本書へのお問い合わせについては、002ページに記載の内容をお読みください。
造本には細心の注意を払っておりますが、万一、乱丁（ページの順序違い）や落丁（ページの抜け）がございましたら、お取り替えいたします。03-5362-3705までご連絡ください。

ISBN978-4-7981-5713-9　　　　　　　　　　　　　　　　　　　　　　　　Printed in Japan